消化内镜应用提升技巧 2

内镜专家未公开的观察、诊断和治疗要点

〔日〕小野敏嗣　主编

林香春　译

My Secrets of
Endoscopy Vol.2

北京科学技术出版社

Authorized translation from the Japanese language edition, entitled
教科書では教えてくれない！ 私の消化器内視鏡 Tips Vol.2 ＋ レジェンド Tips とって
おきの“コツ”を伝授します
ISBN：978-4-260-04309-0
編集：小野敏嗣
All Rights Reserved. No part of this book may be reproduced or transmitted in any form
or by any means, electronic or mechanical, including photocopying, recording or by any
information storage retrieval system, without permission from IGAKU-SHOIN LTD.
Simplified Chinese Characters edition published by Beijing Science and Technology
Publishing Co., Ltd., Copyright©2023

著作权合同登记号　图字：01-2023-0372

图书在版编目（CIP）数据

消化内镜应用提升技巧 . 2, 内镜专家未公开的观察
、诊断和治疗要点 / (日) 小野敏嗣主编；林香春译
. — 北京 : 北京科学技术出版社 , 2024.1（2024.2 重印）
　　ISBN 978-7-5714-3154-9

　　Ⅰ . ①消… Ⅱ . ①小… ②林… Ⅲ . ①消化系统疾病
—内窥镜检 Ⅳ . ① R570.4

中国国家版本馆 CIP 数据核字（2023）第 134538 号

责任编辑： 张真真		**电　话：**	0086-10-66135495（总编室）
责任校对： 贾　荣			0086-10-66113227（发行部）
责任印制： 吕　越		**网　址：**	www.bkydw.cn
封面设计： 申　彪		**印　刷：**	北京捷迅佳彩印刷有限公司
出 版 人： 曾庆宇		**开　本：**	880 mm × 1230 mm　1/32
出版发行： 北京科学技术出版社		**字　数：**	167 千字
社　　址： 北京西直门南大街 16 号		**印　张：**	5.125
邮政编码： 100035		**版　次：**	2024 年 1 月第 1 版
		印　次：	2024 年 2 月第 2 次印刷

ISBN 978-7-5714-3154-9

定　　价：98.00元

前言

"传奇一代的技巧是什么呢？"

由医学院医学编辑部的 O 君策划的《消化内镜应用提升技巧：教科书中没有讲到的观察、诊断和治疗要点》出版后不久，在各位医师的大力支持下，迎来了《消化内镜应用提升技巧 2：内镜专家未公开的观察、诊断和治疗要点》的出版。在《消化内镜应用提升技巧：教科书中没有讲到的观察、诊断和治疗要点》中，我们邀请了其他科室的医师们从与内镜医师不同的角度阐述内镜的应用技巧，并获得了好评。在我思考如何在《消化内镜应用提升技巧 2：内镜专家未公开的观察、诊断和治疗要点》中延续这部分内容的时候，收到了 O 君的建议。

的确，最好能够让"传奇一代"的医师们公开他们的技巧，但是大家都很忙碌，到底能够得到多少医师的协助一直是令我们担忧的事情。于是，我们请 30~40 岁的"技巧一代"医师推荐指导过他们自己的 50~60 岁的"传奇一代"医师来参与这项工作，令我吃惊的是，有那么多的医师爽快答应。在这里，我和 O 君对支持并帮助我们的"技巧一代"和"传奇一代"医师们致以深深的谢意！

与《消化内镜应用提升技巧：教科书中没有讲到的观察、诊断和治疗要点》相比，《消化内镜应用提升技巧 2：内镜专家未公开的观察、诊断和治疗要点》中有更加丰富的、能够成为年轻医师"灯塔"的消化内镜应用技巧。本书不仅收集了诊疗现场上级医师一点一滴传授给下级医师的技巧，还把技巧和应用场景结合起来，可更好地达到教育的目的。"传奇一代"医师的技巧成就了他们作为临床医师、研究者及内镜医师的职业生涯，也将师从于"传奇一代"的新生代——"技巧一代"凝聚在一起。我认为本书还融入了与连接团队成员的纽带相关的深层次内容，希望能够将这些内容传递给拿到这本书的医师们。在这里，我要再次向给予本书大力支持的日本各地的医师们致谢。

小野敏嗣

2021 年 10 月

视频观看说明

本书附有视频，可以用手机或者平板电脑扫描相应的二维码观看。

在扫描二维码观看视频的时候一定要注意以下提示。

【注意事项】

- 在观看视频时，基于你和手机供应商的协议，有可能产生流量费。如果你的手机或平板电脑没有流量包等服务，有可能产生高额的费用。这部分费用由你本人承担。
- 视频有可能在没有事先通知的情况下进行变更及修改，也可能在没有事先通知的情况下无法播放。

目录

观察技巧   Observation Tips

诊断技巧　　　　　　　　　　　　　　　　　　Diagnosis Tips

治疗技巧　　　　　　　　　　　　　　　　　　Treatment Tips

心态的培养   Mental Attitude Tips

"传奇一代"的分享   Legend Tips

观察技巧

Ob

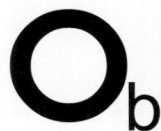

Observation
Tips

你知道内镜前端物镜的位置吗

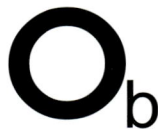

小田岛慎也（帝京大学医学部　内科）

你知道内镜前端物镜的位置吗？一般的内镜，物镜设置在 12 点的方向（图 1.1）。

也许你认为数毫米至 1 cm 粗细的内镜，物镜设置在哪里都无所谓，但实际上还是有很大差别的，尤其是在食管等狭小的管腔中。如果物镜位于 12 点方向，12 点处的视野就会变窄，而在物镜对向的 6 点处的视野则会宽阔一些（图 1.2）。

也就是说，即使是同一病变，如果旋转内镜改变视野的位置，病变看起来也会有很大的不同。当物镜位于 12 点方向时，和物镜在同一方向的 12 点位会变成切线位，在此观察病变不方便，而在物镜对向的 6 点位却可以俯瞰病变（图 1.3）。

由于窄带成像技术（narrow band imaging，NBI）等图像增强技术的进步，食管上皮性肿瘤的识别变得更容易，但是，在观察的过程中还是需要细心。

在观察食管的过程中，不仅要观察容易看到的后壁，还要注意观察前壁，必要时要边左右旋镜边观察。

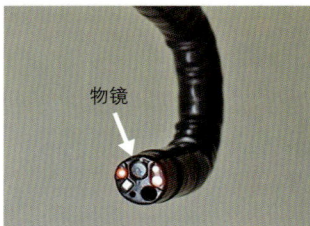

图 1.1　物镜

12 点方向　　　6 点方向

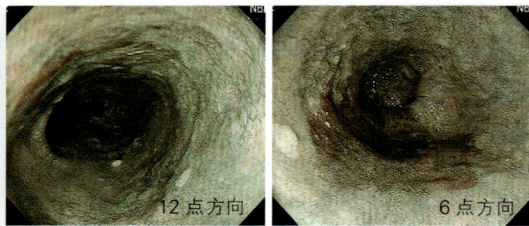

图 1.2　视野位置不同导致病变（食管鳞状细胞癌）看起来不同

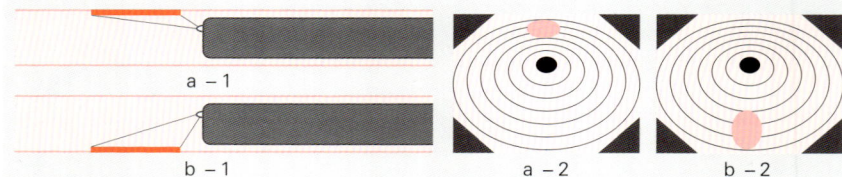

a－1、a－2.病变位于 12 点方向；b－1、b－2.病变位于 6 点方向

图 1.3　物镜位于内镜前端的 12 点位置时，病变与镜头的位置关系不同导致病变看起来不同

避免鼻出血的经鼻内镜检查小技巧

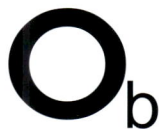

光永丰（虎之门医院 消化内科）

在熟练操作常规内镜后，我们必须掌握经鼻内镜检查技术。

这里给大家介绍一些能让患者感觉"这次检查很轻松"的经鼻内镜检查小技巧。

通过鼻腔时不要过度打镜角

鼻腔空间狭小，通过中鼻甲下方或者下鼻甲下方插入内镜时，为了保证有足够的视野，需要稍微向上打镜角。但是，如果为了寻找更宽的插镜空间而过度向上打镜角，内镜弯曲部就有可能压迫鼻腔，导致患者产生强烈的疼痛感甚至出血，因此，要避免这种做法。内镜插入鼻腔时的形态见图2.1。鼻腔插镜困难时，不要勉强插镜，可以尝试从对侧鼻孔插入。

利用好润滑剂

在通过咽喉部或插入十二指肠时，如果有抵抗感，可以追加润滑剂以减少摩擦。

通过幽门时，嘱患者吸气并稍微解除向上的镜角

在进行深部插镜时，嘱患者吸气，稍微解除向上的镜角（变成向下打镜角），这样就可以避免在插入十二指肠时施加不必要的力量。

适当的交流

和患者进行适当的交流，有助于消除患者的紧张情绪，这对于避免鼻出血有很大的帮助。

轻柔地退出内镜

从鼻腔退出内镜时容易出现阻力，因此要放松镜角，在保持内镜拉直的状态下轻柔地退镜。

希望以上介绍的5点技巧，能够减轻患者对经鼻内镜检查的恐惧！

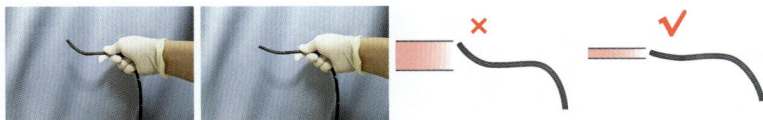

图2.1　内镜插入鼻腔时的形态

让空气成为朋友
——上消化道内镜检查及治疗时最合适的注气量

阿部清一郎（国立癌症研究中心中央医院 内镜科）

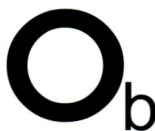

Ob
Observation
Tips

　　教科书中写道：上消化道内镜检查时要"通过注气使皱襞伸展，以免遗漏病变"。

　　这无疑是非常重要的，完全没有错误。

　　但是，盲目地注气，不仅会使患者痛苦，还可能造成食管贲门黏膜撕裂综合征（Mallory-Weiss综合征）。

　　不仅如此，过度注气还有可能造成食管、胃的平坦隆起型病变（0~Ⅱa期）和平坦凹陷型病变（0~Ⅱc期）变得完全"平坦"，有时难以识别（图3.1）。

　　在进行内镜观察时需要注入一定量的空气，但注气量应适当，以免漏掉轻微的高低差及颜色的改变。

　　在行内镜黏膜下剥离术（ESD）的过程中，注气量的控制也是非常重要的。随着注气量的增加，黏膜拉伸程度增加，这样会使内镜进入黏膜下层变得困难。

　　另外，随着注气量的增加，黏膜下层变薄，不仅会增加穿孔的风险，还会使剥离刀每次剥离的黏膜下层的量变少，剥离刀也容易被弹开。

　　过度注气还会使内镜操作不稳定，患者的镇静效果也变得不稳定。在行ESD过程中的注气量要比内镜检查时少很多。

　　当然，在行ESD的过程中，患者有意识地吸气会使ESD的安全性及效率显著提高（图3.2）。

　　内镜医师在集中精力操作时，往往会使劲握着内镜，手指一直压在注气钮上。过度注气是年轻内镜医师操作时容易出现的问题。

　　大家不仅要关注病变的范围、深度等问题，也要成为能读懂空气（量）的内镜医师。

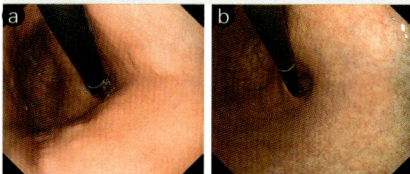

a. 适当注气，可见胃体中部小弯褪色的平坦隆起型病变；b. 过度注气，病变模糊不清
图3.1　进行ESD时的注气量（与图3.2为同一病例、同一视野）

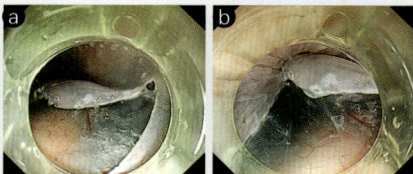

a. 注气时，不能看到黏膜瓣下的黏膜下层；b. 吸气时，黏膜下层变厚、变软（病例为腺瘤）
图3.2　注入的空气量不同造成的病变可识别性的差异

上消化道内镜检查过程中会漏掉哪个部位的病变

石井英治（中村诊所）

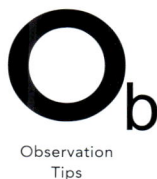

Ob

Observation
Tips

观察技巧 Ob

诊断技巧 Di

治疗技巧 Tr

心态的培养 Me

传奇一代的分享 Le

只要做内镜检查，必然存在漏诊的风险。

如果我们能够知道哪些部位的病变容易漏诊，就有可能降低漏诊的概率。

谈到漏诊，难免谈及"术者的疏忽"，但是，不能发现病变的原因还有一些病变本身的因素，在医学研究中称为假阴性。

我曾以16例实施ESD的同时多发癌及异时多发癌假阴性病例为对象进行了研究。结果如图4.1所示，假阴性病例的病变多见于后壁及胃角，半数假阴性病例没有被拍到。

也就是说，对于容易出现漏诊的后壁及胃角，要有意识地多拍照。

假阴性的高危因素包括一些内镜检查医师，这一结果是无须掩饰的。然而，虽然肿瘤的检出率在医师间存在一定的差别，但是包括检查时间、内镜图片数、内镜医师的内镜工作时间等因素的差异无统计学意义。

顺便介绍一下我的此项研究结果，我在1年内完成了1039例内镜检查，发现食管癌5例，胃肿瘤性病变21例（25个病变），肿瘤检出率为2.9%，其中93.3%为表浅型癌。

这是在做假阴性研究的时候第一次调查的结果，像这样掌握自己的检查例数及肿瘤检出率，可以增加检查的目的性，提高检查的质量。因此，建议大家也这样做。

也许大家认为后壁及胃角周围难以观察是常识性问题，但是像这样将假阴性病变的分布以地图的形式标示出来，可以提醒大家在检查的过程中更有意识地观察后壁及胃角。因此，在这里介绍给大家。

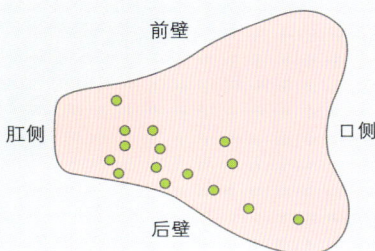

图4.1 以ESD病例为对象，讨论同时多发癌、异时多发癌内镜检查的假阴性结果

对于头颈部癌高风险的患者，要在咬牙垫前观察口腔、中咽部

滨田健太（冈山大学）

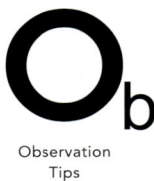

在有头颈部癌及食管癌既往史，以咽部不适为主诉进行内镜检查的患者中，头颈部癌的发现率为1%~10%，并不少见。

有报道认为，NBI等图像增强内镜有利于发现头颈部癌，但无论使用什么样的技术，如果在图像中没有捕捉到病变，就会造成漏诊。

做内镜检查时，我们一般是在患者咬上牙垫后插入内镜。但是一旦咬上牙垫，患者就会关闭口腔，使口腔及中咽部的空间变小。

我们可以让患者在咬上牙垫之前张大嘴，这样就可以观察到患者的两颊黏膜、上腭以及整个口腔（图5.1）。在这个状态下让患者上下左右移动舌头，就可以轻松观察到整个舌头。

然后，让患者一边发出"呆——"的声音一边伸出舌头，将内镜插入接近悬雍垂的位置，中咽部就会一览无余。见图5.2。

由于中咽部开大，且内镜没有接触咽部，患者就不会出现咽反射。

参考文献

[1] Nakanishi H, et al. Detection of pharyngeal cancer intheo verallpopulationundergoingupperGI endoscopybyusingnarrow-bandimaging: a single-center experience, 2009-2012. Gastrointest Endosc79：558－564, 2014
[2] MutoM, etal. Earlydetectionofsuperficialsqua-mouscell carcinomaintheheadandneckregion and esophagus by narrow band imaging: amulti-centerrandomizedcontrolledtrial. JClinOncol 28：1566-1572, 2010

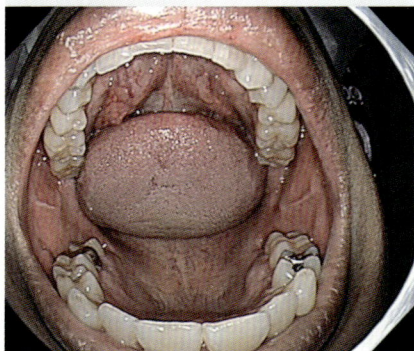

图5.1　在咬牙垫前嘱患者张大嘴，观察两颊黏膜、上腭以及整个口腔

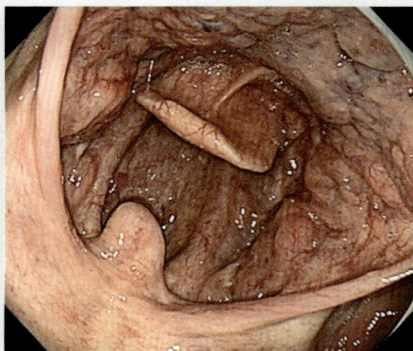

图5.2　发出"呆——"的声音并将舌头向前伸出，可以观察到整个中咽部

抑制咽反射的妙招

铃木翔（日本大学医学部 消化道及肝脏内科）

我们每天都在进行胃镜检查（esophagogastroduodenoscopy，EGD），操作时大家都是仔细操作，尽力避免患者出现咽反射及呕吐反射。

这里给大家介绍在 EGD 过程中减少咽反射的妙招。

你接受在不使用镇静剂的状态下的 EGD 时，是不是感觉在内镜压迫梨状隐窝到食管入口这一狭窄部位的时候最难受呢？

虽然可在检查前使用利多卡因胶浆或者进行咽喉部表面麻醉，但很遗憾的是，咽喉部表面麻醉不能到达这个狭窄的部位。

那么在检查前，用什么涂抹在内镜表面作为润滑剂呢？

我想大多数人会用手在内镜表面薄薄地涂抹一层 2% 利多卡因凝胶。

我是在内镜表面喷洒几次 8% 利多卡因溶液后开始内镜检查的（图 6.1）。这样在内镜通过食管入口后，就有 8% 利多卡因溶液在食管入口处浸润麻醉，可减轻患者的压迫感。

如果你有兴趣，可以尝试一下。

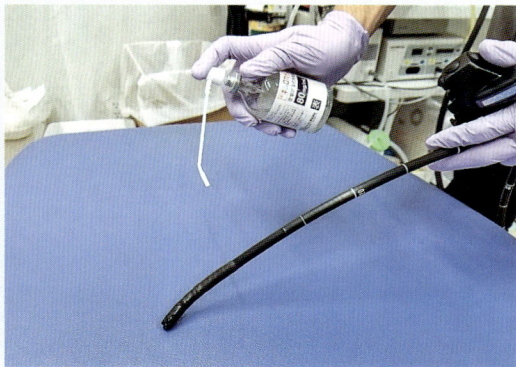

图 6.1　检查前在内镜表面喷洒几次 8% 利多卡因溶液

让住院医师有自信的咽部通过法

多田大和（自治医科大学 消化道及肝脏内科）

Ob

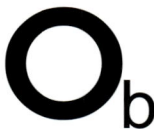

Observation
Tips

我想，看这本书的内镜医师，都可以使内镜通过咽部。但是，教初学者使内镜通过咽部的时候，是不是感觉比想象中难呢？

即使是为了引导住院医师选择消化内科专业，也要让这一阶段的住院医师第一次操作内镜就成功通过咽部，使他们充满信心。

这里，我给大家介绍一下我指导住院医师内镜检查时使用的盲法（no look 法，视频 7.1），就是不看内镜图像，只看内镜刻度的方法。

以下是具体做法。

开始内镜检查前只指导住院医师向上、下打镜角就可以了。

①右手持镜，尽量抓着离嘴远的位置（50 cm 左右），将内镜前端放在牙垫上。

②把内镜上的 30（刻度数值）放在上方（与患者的身体长轴保持一致，仅限奥林巴斯内镜）。

③在目视下将内镜从舌头上方滑入约 10 cm 后遇到阻力。

④打向上的镜角后，内镜可以自然推进到 15 cm 处后停止。

⑤稍向下打镜角后继续推进，内镜就会进入食管。

这个方法最重要的是手持内镜的位置。手持的位置离嘴越远，内镜越容易打弯，从而削减推镜的力量，因此不必担心穿孔，可以放心地交给住院医师操作。

也许你会担心通过咽部需要 10 秒的时间会不会出现问题，但是用这个方法一定能进入食管。只要把"30"的刻度标志放在上方，不做其他多余的动作，就可以踏踏实实地等着了。

无论无痛状态下还是清醒状态下，无论直视镜、侧视镜还是超声内镜（endoscopic ultrasonography，EUS）检查，这种方法都是适用的（在俯卧位嘴向下时，稍微向右打镜角会更容易通过），唯一的缺点是不能观察咽喉部。

大家可以尝试一下。

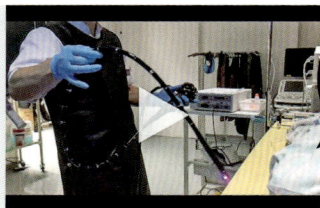

视频 7.1　盲法

好像可以通过却过不去的狭窄段，用活检钳增加内镜硬度可以解决

O_b

Observation
Tips

依田雄介（国立癌症研究中心东院 消化道内镜科）

大家是不是遇到过内镜难以通过狭窄吻合口，以及 ESD 术后出现轻度狭窄的病例呢？

这里给大家介绍一下，遇到内镜前端刚刚能进入狭窄段，但再怎么推内镜也不能通过时的对策。

将具有一定硬度的活检钳插入钳道，并伸出一定的长度到狭窄段的远端，然后以此为轴推进内镜（图8.1）。

在推进内镜的时候，可采用以下方法增加推进的力量。

· 增加旋转内镜的力量（右手）。

· 缓慢回拉伸出的活检钳（左手）。

这和插入空肠管及胆管导丝的操作是一个原理。

内镜通过狭窄段时，其具有扩张作用，可以改善吞咽不畅的症状。

需要注意的是，避免活检钳前端对管腔的损伤。

另外，当内镜前端不能进入狭窄段时，采用这一方法是危险的。因此，不要勉强操作，应随时改用球囊扩张等方法。

此外，插入活检钳增加内镜硬度的方法还可以在由于胃过度拉伸造成内镜不好通过幽门时，以及没有可变硬度的结肠镜通过脾曲时使用。

大家可以尝试一下。

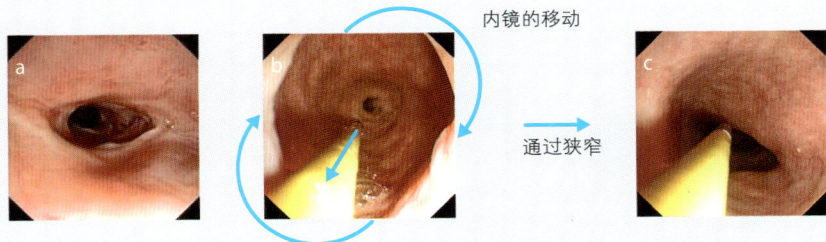

内镜的移动

通过狭窄

a. 由于瘢痕狭窄，超细内镜也不能通过；b. 将活检钳伸出较长并作为轴心，一边旋转内镜，一边用不会使内镜打弯的最大力量推进，并稍微回退活检钳；c. 在通过狭窄段时，要注意避免活检钳的前端损伤管腔，然后再进一步推进内镜以安全通过狭窄段

图 8.1 食管癌放化疗后良性狭窄的内镜插入法

诊断技巧 D_i

治疗技巧 T_r

心态的培养 M_e

观察技巧 O_b

传给一代的分享 L_e

行非无痛上消化道内镜检查时颈段食管的观察技巧

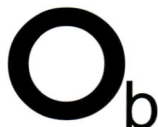

Ob
Observation Tips

岸野高明（市立奈良医院 消化道肝病中心 / 消化内科）

近年来，无痛内镜检查的数量逐年增多，但是在中小医院，非无痛内镜的数量依然很多。

在此，我介绍一下非无痛内镜检查中的困难部位——颈段食管的观察技巧。

颈段食管观察困难的原因是由于食管入口存在环咽肌，容易造成管腔狭小、呕吐、吞咽反射及视野不稳定等。

为了应对这些问题，学者们提出了"连续注气法"（图 9.1）。

"连续注气法"的顺序是：首先让患者在食管检查时深吸气并屏住呼吸，然后一边连续注气一边退内镜观察。

从介绍的视频中可以观察到，深吸气后，食管腔会伸展，然后通过连续注气可以维持食管腔的伸展状态。

"连续注气法"可使颈段食管观察更容易的原因是，深吸气降低胸腔压力，使颈段食管容易伸展，连续注气也使食管更容易伸展。

这个方法并不是对所有患者都有效，但其无须特殊器材，简便易行，值得尝试一下。

※ 实际的录像请看 https: // onlinelibrary.wiley.com/doi/10.1111/ den.13067 の「Supporting Information」

参考文献

［1］Kishino T, et al. Usefulnessofthe "continuousin–sufflati onmethod" forobservingthecervical esophagus. DigEndosc 30 （4）：526,2018

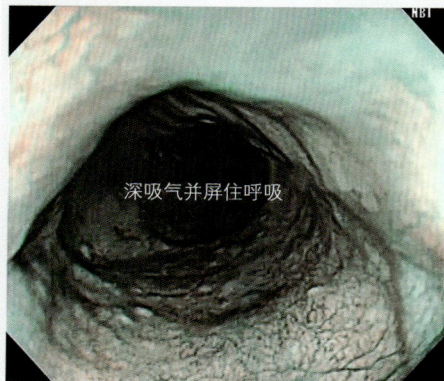

图 9.1　采用"连续注气法"观察颈段食管

你见过咽食管憩室（Zenker 憩室）吗

桑井寿雄（吴医疗中心中国癌中心　消化内科）

大家见过咽食管憩室（Zenker 憩室）吗？

是不是有很多人没有见过呢？或许我们漏掉了 Zenker 憩室。

Zenker 憩室是位于咽食管后壁的下咽部收缩肌斜行部和下咽部环状肌横行部之间的 Killian 三角由于解剖上的原因向外膨出形成的憩室（图 10.1）。

Zenker 憩室的主要症状为吞咽不畅，严重时可以引起呕吐及进食困难，导致体重下降，甚至引起食物反流造成误吸，影响生活质量。

和欧美国家比较，该病在亚洲，尤其在日本是比较罕见的。

但是，本次国立医院机构消化道网络小组的调查（19 家医院）显示，在过去 3 年诊断了 63 例。

另外，采用 CT 检查进行筛查，可以发现更多的病例。我们医院也有连续 2 年进行消化内镜检查却没有发现病变，做了 CT 检查才确诊的病例。

当 Zenker 憩室达到能使食物存留的程度，一般就不会发生漏诊了。但是，这个部位往往是在常规内镜检查中很快通过的部位，所以有些病变难以发现。

另外，食管造影检查的敏感度比 CT 检查更高。

因此，对于出现吞咽障碍的患者，如果内镜检查没有发现异常，推荐进一步做食管造影检查，也许能发现 Zenker 憩室。

最近，出现了经内镜治疗 Zenker 憩室的方法，有望实现对本病进行微创治疗。

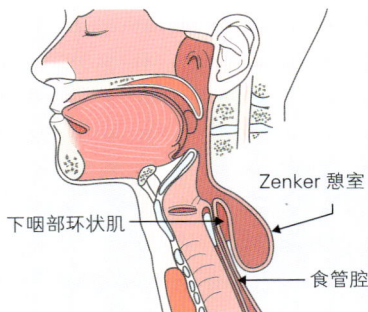

图 10.1　Zenker 憩室

参考文献

[1] Kuwai T, et al. First two cases of Zenker's diverticulum treated with flexible endoscopic septum division in Japan. Dig Endosc 31；e78-e79, 2019

[2] Ishaq S, et al. New and emerging techniques for endoscopic treatment of Zenker's diverticulum：State-of-the-art review. Dig Endosc 30；449-460, 2018

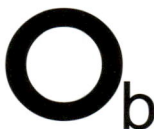

颈段食管病变的 EUS 检查法

松浦伦子（静冈县立静冈癌症中心　内镜科）

EUS 检查可应用于癌的分期，以及黏膜下肿瘤的精细检查中。经常听说"颈段食管病变的 EUS 检查难做"，其实不然！

如果使用凝胶注满法，可以避免误吸，将颈段食管病变扫查清楚。

在检查前，将凝胶（K-Y® lubricating jelly，强生公司）充满 5 ml 的注射器（图 11.1）。由于凝胶具有一定的黏稠度，更容易放入小的注射器中。在装满凝胶后，将注射器出口向上静置数分钟，让空气集中在注射器出口，最后推出空气，这样就完成了注满凝胶注射器的制作。

使用双钳道内镜，一个钳道中放入超声小探头，另一个钳道用于注入凝胶（图 11.2）。如果直接向钳道注入凝胶有可能使凝胶漏出，故将 14Fr 的导管切断后插入钳道，注意在注入凝胶后不要打气。在观察颈段食管时，患者会有很强烈的不适感，因此要在充分镇静（哌替啶）下进行检查。在检查时要尽量保持内镜不动，尽可能通过移动小探头来进行观察（视频 11.1，图 11.3）。

参考文献

[1] HanaokaN, etal. EsophagealEUSbyfillingwa-ter-solubl elubricatingjellyfordiagnosisof depthofinvasioninsuperficiale sophagealcan-cer. GastrointestEndosc 82：164-165, 2015

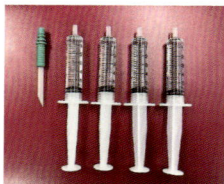
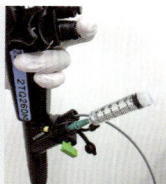
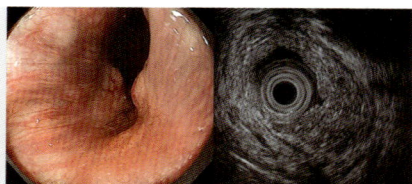

图 11.1　　　　　图 11.2　　　　　　　图 11.3

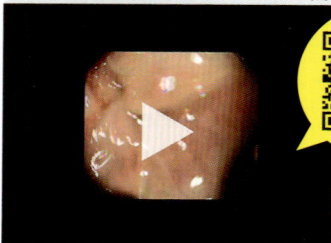

视频 11.1

图 11.1　14 Fr 导管及充满凝胶的 5 ml 注射器
图 11.2　双钳道内镜 GIF-2TQ260M。右侧钳道放置导管及充满凝胶的注射器，左侧钳道插入超声小探头
图 11.3　颈段食管癌（白光观察，EUS）
视频 11.1　颈段食管癌的观察（白光观察，NBI 放大观察，EUS）

O_b

Observation
Tips

写给第 1 年学习 EUS 的医师

宇都宫兰（医诚会医院 消化内科）

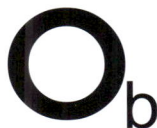

大家在开始操作胆胰领域超声内镜扫查的第 1 年，无论是环扫还是扇扫，是不是都遇到过很难扫查到目标脏器或者病变的时候呢？

我目前还在学习中，经过 2 年的 EUS 检查操作，发现了 EUS 检查中最为重要的地方，那就是用细微的动作进行扫查，也就是用自己认为已经很细微的动作的 1/10 动作幅度进行内镜操作（图 12.1）。

如果你本身就很谨慎地用细微的动作进行内镜操作，那应该没有太大的问题，但是据说大概每 20 人中就有 1 个像我一样经常丢东西、手脚撞到桌椅、踩到上级医师的脚等的人，这样的人操作内镜时的动作估计也会比较粗糙。

当你能看到胆管却不能扫查到长轴的胆管，能大体看到乳头却看不到胆管、胰管，能扫查到胆管却看不到胆囊管时，如果对内镜做数毫米的精细微调，往往可扫查出上述结构。

有关各个脏器的扫查方法请参照本书及《消化内镜应用提升技巧：教科书中没有讲到的观察、诊断和治疗要点》。例如逆时针旋镜时，请尝试像蚂蚁一样小步移动。

这种操作方法不仅可用于 EUS，经内镜逆行胆胰管成像（endoscopic retrograde cholangiopancreatography，ERCP）也可使用。细微的动作确实可以减少并发症的发生。

如果你认为自己是粗心大意的人，请记住不要忽视简单的事情，一定要重新审视一下自己的操作动作。

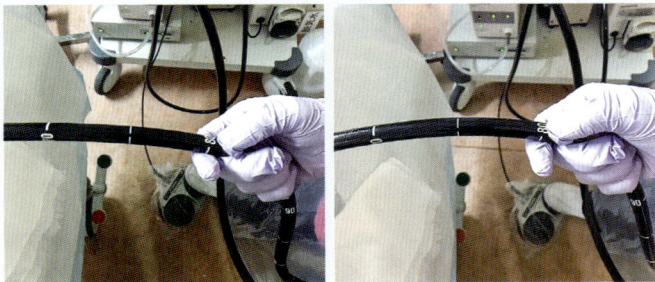

图 12.1　要用自认为是细微动作的 1/10 动作幅度移动内镜

意识到空气了吗

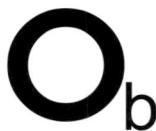

浦本有记子（熊本大学医院 消化内科）

Ob

Observation
Tips

做内镜检查时，我们会理所应当地进行注气、吸气，尤其在想要获得精美的图片时，调整空气量是必不可少的。

无论是消化道内镜，还是胆胰内镜，操作医师有时候沉迷于检查，就会忘记对于空气的控制，等检查后回头看照片，经常会觉得"留下来的照片很一般"。

胆胰内镜包括 EUS 及 ERCP，两种检查都需要注意空气。

比如 EUS，超声尤其会受空气的影响。

在你拼命想把病变扫查出来时，却发现周围有空气，回头看图像，总感觉发黑……把这样的图像用于病例展示，一定会被老师们批评。

ERCP 也一样，好不容易克服了胆管插管的难题，终于要做胆管造影了，这时候一定要看一下十二指肠是否有过量的空气。

吸出空气，这样微小的事情足以影响图像质量的好坏（图 13.1），因此，日常养成的习惯会在后面的检查中发挥作用。

由于检查遇到难题而忘我操作时，请适当地吸气，休息一下。

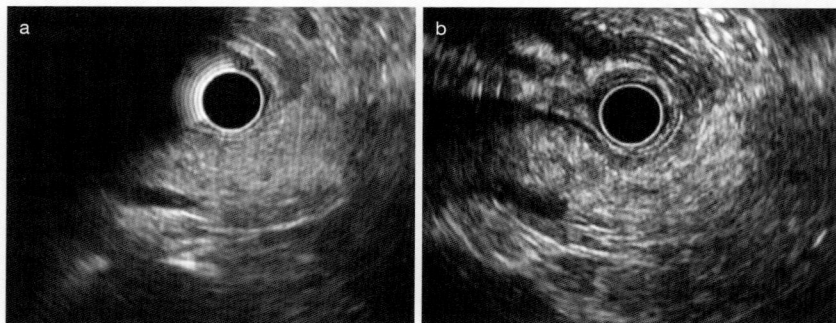

a. 由于有空气，部分图像显示不良；b. 吸出空气后的图像

图 13.1　是否吸出空气影响图像质量

嗅物位还挺重要的

菅野良秀（仙台市医疗中心仙台 open 医院 消化道、肝胆胰内科）

O_b

对患者来讲，上消化道内镜检查中最让人难以忍受的是内镜通过咽喉部的时候。

但是，对内镜医师来讲，咽喉部仅仅是一个内镜通过点，除了初学者，这个通过点似乎很难引起关注。

在直视镜检查中，由于可以清楚地观察到包括梨状隐窝在内的内镜前进方向，因此对已经掌握了内镜技术的医师来说，内镜通过咽喉部应该是最基本的技能。

但是，偶尔会遇到内镜通过咽喉部困难的患者。有时候是内镜通过咽喉部的时机问题，有时候是由患者下咽部弯曲及狭窄造成的。

由于 EUS 前端硬性部长且接近于侧视镜，有时候难以通过口腔及咽部，导致患者感觉痛苦。

嗅物位（sniffing position）指下颌向前上方抬高的体位。这种体位下鼻尖像在闻物体的味道一样，因而得名（图 14.1）。

这种体位下，口腔和咽部的角度变小，可以减轻插镜时的痛苦，同时打开咽部也容易观察下咽部。

仅仅告诉患者"把下颌前伸"就会有很好的效果，在无痛内镜检查时用手抬起患者下颌（前拉患者下颌会费力）也会有很好的效果（图 14.2）。

在指导青年医师的时候，我发现青年医师觉得越是胃镜做得好的医师往往越不会采取这个体位，但是我想，尽量减少患者的负担是我们应该做的事情。

顺便说一下，在最困难的 EUS 插入过程中，这一体位会发挥很大的作用，因此我们可以让助手帮忙把患者下颌抬高后再尝试插镜。

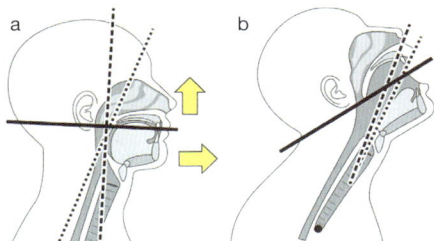

a. 口腔与咽喉的轴接近垂直；b. 嗅物位，口腔和咽喉的轴之间的角度变小
图 14.1　体位

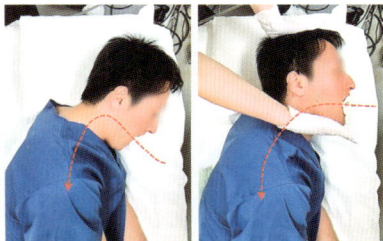

图 14.2　有助手时，可以像右图一样，在内镜通过咽喉部时，请助手帮忙抬高患者的下颌，这样可以使插镜变得容易，减少对咽喉部的刺激

在超声内镜难以通过幽门的时候

田口宏树（慈爱会今村综合医院 消化内科）

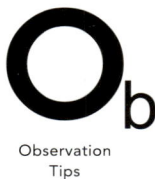

Ob

Observation Tips

　　目前，由于在胆胰区域的诊疗中不可缺少的超声内镜（扇扫型及环扫型）为前斜视内镜，加上探头位于镜头的前方，内镜前端硬性部长，有时候难以通过幽门。

　　一般使用直视镜的要领是，尽量吸出胃内的空气，直着沿胃窦大弯侧推进（图 15.1A），大多数情况下都可轻松通过幽门。但是，当存在胃下垂等容易使胃窦大弯侧延伸的情况时，无论如何使用最大的向上镜角，仅仅是加大了探头对于胃窦大弯侧的推力，都会使患者感觉更难受（图 15.1C）。

　　这时候可以用手压迫胃窦大弯侧，但有时候即使这样做也难以奏效。

　　胃窦最容易被拉伸的部位为大弯侧，因此我们可以避开大弯侧，沿着前壁侧进镜（图 15.1B），这样在有些病例中是可以轻松通过幽门的。

　　具体的做法是，当看到胃角的时候，操作内镜向左侧打钮，沿着胃窦前壁像滑行一样进镜，就可以在不拉伸胃窦大弯侧、短镜身的状态下通过幽门（图 15.1D）。

　　当遇到难以通过的幽门时，大家可以尝试一下上述方法。

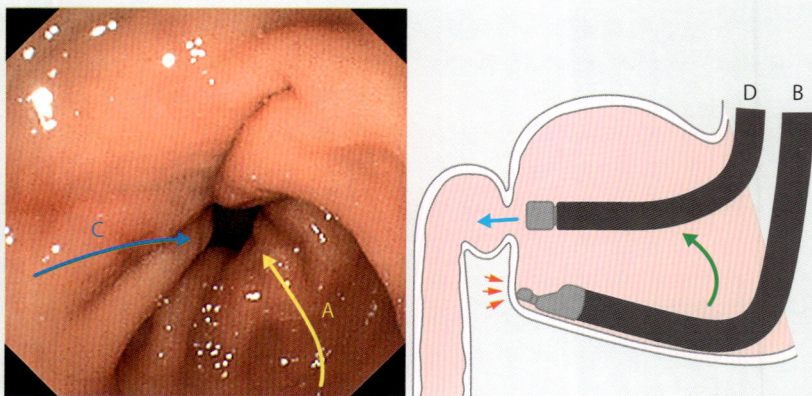

图 15.1　难以通过幽门时的策略

十二指肠退镜状态下的 EUS–FNA——后退一步法

岩下拓司（岐阜大学医学部附属医院　第 1 内科）

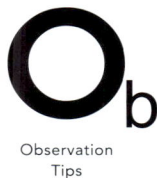

超声内镜引导细针穿刺抽吸术（endoscopic ultrasound–guided fine needle aspiration，EUS–FNA）是一种获得消化道周围病变病理标本的有效方法。

为了实施 EUS–FNA，必须把病变放在超声图像的合适位置。对于胰头部等位于十二指肠降段周围的病变，有必要边将内镜从十二指肠降段拉出边捕捉超声图像，该技术难度比较高。

另外，从稳定内镜镜身状态的角度来讲，一般需要给内镜一个牵拉的力量。但是，在 FNA 的过程中，需要右手操控穿刺针。一般是将内镜拉出到适合 FNA 的位置，让助手在患者嘴边扶着内镜后进行穿刺。但是，这样会使助手扶着的内镜部分被固定，不好旋镜、转镜（图16.1）。

如果术者采取向后退一步（one-step back）来取代助手扶镜，直接牵拉内镜操作部来调整牵拉力量（图16.2），就可以自由地旋镜，使内镜操作变得容易，进而达到安全、确切地实施 EUS–FNA 的目的。

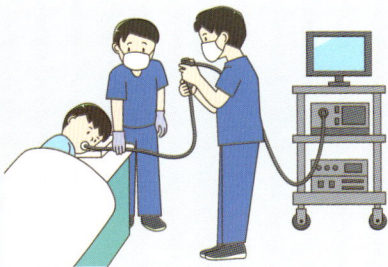

图 16.1　可以让助手在患者嘴边扶住内镜再进行穿刺，但是由于被助手扶住的部分被固定，因此不能旋镜

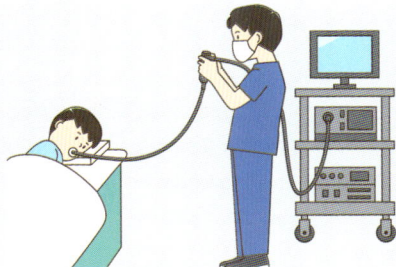

图 16.2　术者后退一步，通过牵拉内镜操作部直接调整牵拉力量

在拔出 EUS 时，你扫查纵隔吗

篠浦丞（国际医疗福祉大学 医疗管理学科）

O_b

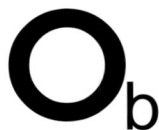

Observation
Tips

　　近年来，扇扫超声内镜快速普及，在常规扫查及筛查中的应用也逐渐增多。这次给大家介绍一下扇扫超声内镜对纵隔，尤其是淋巴结的观察。

　　据报道，纵隔淋巴结转移占胆胰肿瘤的 6.1%，胰腺肿瘤的 7.0%。由于在退镜过程中一定要通过纵隔，因此，在检查的最后要观察一下纵隔淋巴结。

　　①扫查到肝外侧区域后，慢慢退镜，可以观察到左肝静脉及下腔静脉。这时候，探头从患者的后背转向前方（图 17.1）。

　　②沿着下腔静脉逐渐退镜，就会到达大的黑色区域，这是右心房，经过右心室进一步退镜，可以观察到肺动脉在图像的下方出现（图 17.2）。

　　③回到之前提到的"黑色区域"，将探头逆时针旋转，可见壁厚、搏动明显的左心室。严格讲，从图像的上方开始依次为左心房、左心室，微调后可以观察到主动脉瓣—主动脉。这时候，在图像上方可见左心房和肺动脉呈两个黑圈并排出现，这是气管分支下区域（膜下淋巴结），观察这里的淋巴结（107 号）是非常重要的（图 17.3）。

　　④逆时针旋转约 60° 直到出现另一个黑圈。在这里打向上的镜角，会出现肺动脉和主动脉两个黑圈。这两个黑圈之间的部分是主 – 肺动脉窗（A–P window，106、113 号淋巴结）（图 17.4），相当于主动脉弓下部分，这里的淋巴结也是很重要的。在日本的分类中，气管分支下区域的淋巴结为 107、109 号，A–P window 相当于 106、113 号。

　　一项以 425 例非小细胞肺癌为研究对象的前瞻性研究结果显示，如果病灶呈非圆形，短径在 8.3 mm 以下且边缘锐利，则恶性可能性非常低，FNA 下活检是诊断金标准。在 FNA 时，要注意不要穿刺到图像下方的高回声区域（多数情况下此为与肺实质之间的界限）。

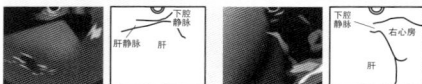

图 17.1　肝外侧区域——左肝静脉及下腔静脉、左心—右心的观察

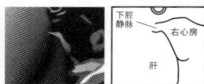

图 17.2　右心房、右心室、肺动脉

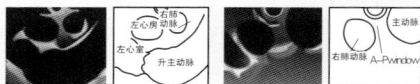

图 17.3　左心室，主动脉瓣 – 主动脉，气管分支下方（左心房和肺动脉）

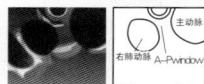

图 17.4　位于 2 个黑圈（肺动脉和主动脉）之间的 A–Pwindow

食管 EUS（小探头）的扫查不是很顺利怎么办

中村纯（福岛县立医科大学附属医院 内镜诊疗部）

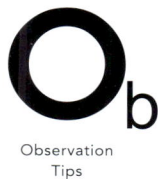

大家在对食管病变进行小探头 EUS 观察时，是否顺利呢？

一般的方法是注满蒸馏水，我想有很多时候会出现储水困难。而且发生上段食管误吸的风险较高，有时候不得已要中止检查。

这时候怎么办呢？采用内镜凝胶法会有帮助。

采用凝胶法需要准备以下物品。

· GIF–2TQ260M 或者 GIF–2T240（注意：以使用双钳道内镜为前提）。

· 14 Fr 的导管（图 18.1，剪掉前端后使用）。

· 内镜用凝胶［（图 18.1，充满凝胶的注射器（20 ml）］2 支。

· 超声小探头。

要注意注射器内不要混入空气。将内镜插入扫查对象后，从左侧钳道插入超声小探头。

从右侧钳道插入切掉前端的 14 Fr 导管（图 18.2a），助手将准备好的凝胶缓慢注入（图 18.2b）。

由于凝胶较黏稠，可以很好地停留在扫查部位，清楚地显示扫查目标（图 18.3）。

大家明天就可以尝试一下。

参考文献

[1] HanaokaN, etal. EsophagealEUSbyfillingwa–ter–solubl elubricatingjellyfordiagnosisof depthofinvasioninsuperficiale sophagealcan–cer. GastrointestEndosc 82：164–165, 2015

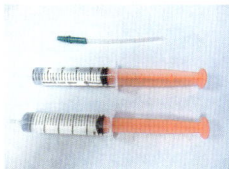

图 18.1　凝胶法需要准备的物品

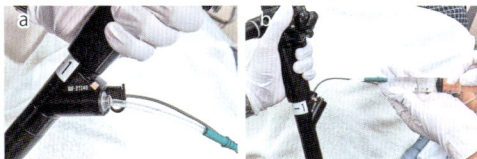

a. 插入导管；b. 注入凝胶
图 18.2　凝胶法操作过程

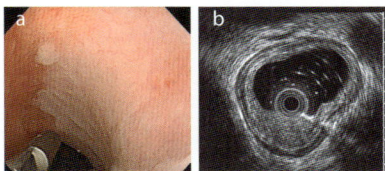

a. 内镜图像；b.EUS 图像
图 18.3　凝胶法扫查效果

当扇扫 EUS 经十二指肠观察迷路的时候

渡边俊介（杏林大学医学部 消化内科）

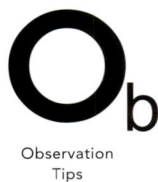

O_b

Observation Tips

你是不是遇到过经胃扫查时很顺利，而进入十二指肠后扫查困难，按照教科书上的方法扫查却扫不出应该出现的图像的情况？

这里给大家介绍一下遇到这种情况时的对策。

十二指肠球部的扫查

进入球部后，逆时针旋转可以观察到胆囊，顺时针旋转可以扫查到胰腺及胆总管。

有时候顺时针旋转并不能很快扫查到胰腺。这时候，可以从肝门部开始扫查。

进入球部后，稍微推进内镜并逆时针旋转，就可以扫查到肝门部（图 19.1）。

在肝门部很容易确认门静脉和胆总管并行部分，通过缓慢顺时针旋转扫查这 2 个管腔结构到乳头部，就可以轻松地探查胰头部（图 19.2）。

十二指肠降段的扫查

拉直内镜后进行乳头部和胰头部的观察。但是，如果不熟练，到底需要打多少镜角，从什么样的深度开始观察等都是难题。

首先，拉直内镜后，内镜处于俯视乳头的位置（图 19.3）。

在向下的镜角下尽量吸出空气，然后向上打镜角，将超声探头贴到乳头（由于吸引口在口侧，不会吸到乳头）。注意旋镜角度不要过大，轻微调整左右钮并缓慢退镜，就可以观察到胰腺实质、主胰管及胆总管（图 19.4）。

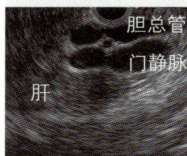

图 19.1 肝门部

胆总管
门静脉
肝

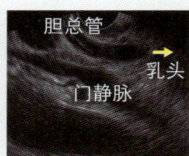

图 19.2 门脉汇合部附近

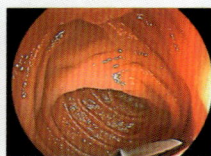

胆总管
乳头
门静脉

图 19.3 俯视乳头

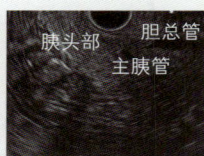

图 19.4 乳头部和胰头区域

胰头部
胆总管
主胰管

EUS 扫查肾上腺，你是不是满足于仅仅观察到左肾上腺呢

关根匡成（自治医科大学附属埼玉医疗中心 消化内科）

O_b

Observation Tips

　　2010 年 4 月，EUS-FNA 在日本被纳入保险，可以穿刺的扇扫 EUS 取代环扫 EUS，并在全国迅速普及，随之而来的是采用扇扫内镜的筛查逐渐被推广。

　　扇扫 EUS 的优势之一是对左肾上腺的清晰观察。

　　那么，右肾上腺呢？

　　扇扫 EUS 还是可以观察到右肾上腺的（不是所有的病例都可以），虽然是从位置关系上看，穿刺也不能像左肾上腺一样……

　　在扫查时，从胃内观察，左肾上腺位于胰腺背侧，左肾上缘和腹主动脉之间，因此在胃内可以从脾、左肾逆时针探查。

　　那么，右肾上腺呢？

　　从胃内观察，右肾上腺位于肝及下腔静脉之间（图 20.1）。从十二指肠观察，是在观察到汇合部后，逆时针旋转就可以观察到腹侧的肝总动脉和胃十二指肠动脉分叉，顺时针旋转可以看到下腔静脉和主动脉。向下打镜角并推进内镜向肝方向追查下腔静脉，就可以观察到肝和下腔静脉之间的肾上腺（图 20.1，视频 20.1）。

　　这虽然不能作为筛查方法，但是如果掌握了这一扫查方法，该方法也许在将来某一时刻会发挥作用。

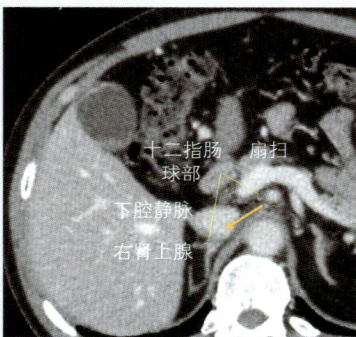

图 20.1　CT 图像中右肾上腺与周围脏器的位置关系

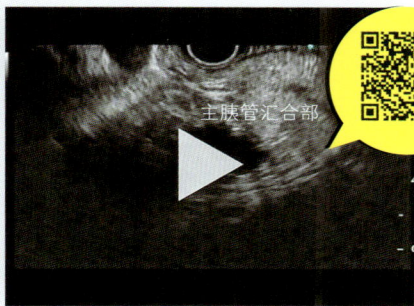

视频 20.1　汇合部（门静脉、肠系膜上静脉、脾静脉）到右肾上腺的扫查

环扫 EUS 对乳头部的观察，使用一点点的 down-up 和 push-pull ！

山田玲子（三重大学附属医院 消化道、肝脏内科）

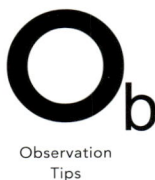

Ob
Observation Tips

　　一般认为，采用环扫 EUS 更有利于乳头部的观察，但是实际操作时仍然会有观察不清的情况。

　　我们医院平时对乳头部的观察是首先找到乳头，然后仔细观察到能看见胆胰管穿过十二指肠固有肌层的程度（图 21.1，图 21.2）。

　　具体做法如下（视频 21.1）。

　　①将 EUS 在拉直状态下插入十二指肠降段，扫查胰头部。然后，采用解袢的手法缓慢退镜，寻找乳头附近标志性的三角形低回声区域。

　　②扫查出现低回声区域后，再一点一点地退镜，查找胰管，同时扫查胆管。将内镜稍微左旋就能看到胆管。

　　③扫查到胰管、胆管后，再稍微推进内镜或者将向上的镜角返回，或者稍微向下打镜角。如果内镜没有被过度退出，就可以在 EUS 图像上观察到胰管、胆管进入乳头部，贯穿十二指肠固有肌层。见图 21.1、21.2。

　　④将内镜向上或向下打镜角，可以再次观察到从乳头分出去的胆管和胰管。通过这种 down-up 和微细的 push-pull 的反复操作，就可以详细观察乳头。

　　在筛查的时候需要花 20~30 秒的时间。对于需要重点观察乳头的患者，采用这种方法并注入蒸馏水就可以清楚地观察到乳头全貌。

　　大家可以试一下。

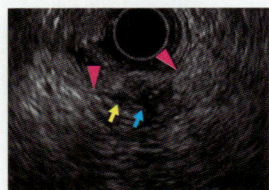

图 21.1　十二指肠乳头部，十二指肠固有肌层（粉色箭头）和胆管（黄色箭头）、胰管（蓝色箭头）

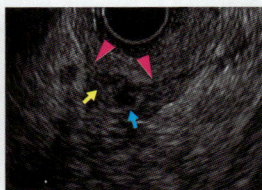

图 21.2　胰管、胆管贯穿十二指肠固有肌层（粉色箭头）和胆管（黄色箭头）、胰管（蓝色箭头）

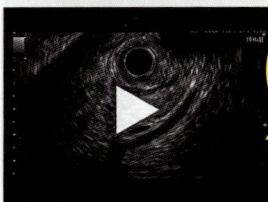

视频 21.1　乳头部的扫查，观察乳头部的胆胰管和十二指肠固有肌层

进行胆管的环扫 EUS 时，通过十二指肠的退镜操作扫查胆管长轴

金俊文（手稻溪仁会医院 消化病中心）

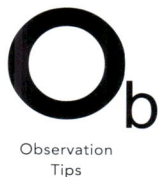

Observation Tips

下面介绍进行环扫 EUS 时，在退出十二指肠过程中的扫查技巧（图 22.1）。

逆时针旋镜的重要性

在退镜过程中扫查胆管，最重要的是使内镜前端朝向患者的背部，也就是逆时针旋镜。在插入十二指肠降段时，尽量在不旋镜的状态下插入，这样扫查胆管时就容易将逆时针方向的力量传达到内镜前端。

并不是单纯的退镜

一般情况下，通过退镜可以扫查到胆管长轴，但是实际操作中需要进行内镜的推拉等微调。

例如，在乳头附近退镜不能观察到胆管时，可以通过缓慢推进内镜扫查到胆管下段，然后缓慢逆时针旋镜并退镜，就可以扫查到胆管长轴。

有时候放松镜角也是必要的。

通过镜角的操作，调整内镜顺应肠管的形态也是技巧之一。

例如，在扫查胆管中部时，过度打向上旋钮会造成胆管被挤压而扫查不出。另外，在逆时针旋镜容易造成内镜脱出时，可以通过放松向上的镜角并调整左右钮来使内镜的活动度最小化。

放松向上镜角会使胆管呈现横切面，但是在找到胆管后，再次向上打镜角就可以让扫查面与胆管长轴一致。进行这些操作时，一边观察图像一边微调是非常重要的。

稳定的扫查需要一定的经验，需要我们认真对待每一次检查。

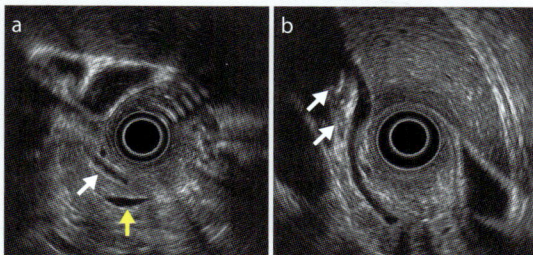

a. 胰头部图像。乳头附近的胆管（白色箭头）及胰管（黄色箭头）。本例患者体形瘦，在乳头附近扫查时可以看到部分胆囊。
b. 胆管长轴图像。通过逆时针旋镜加上放松向右的旋钮后得到长轴图像。可见胆囊管结石及胆泥（白色箭头）。
图 22.1 胆管的环扫 EUS 图像

扇扫 EUS 扫查十二指肠降段时的技巧

井上宏之（三重大学 消化科、肝脏内科）

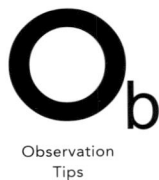

Ob
Observation
Tips

是不是有很多人觉得扇扫 EUS 扫查十二指肠降段很难？

由于扇扫 EUS 的扫查界面与内镜长轴一致，因此在拉直内镜时，内镜的旋转角度不同等会造成扫查图像的不同。

这时候，让我们重新复习一下在十二指肠降段进行环扫 EUS 扫查时的位置关系（图 23.1）！

左侧为主动脉，右侧为肠系膜上动脉（superior mesenteric artery，SMA）、肠系膜上静脉（superior mesenteric vein，SMV），其间为胰腺实质。

扇扫 EUS 扫查时，在十二指肠降段拉直并向上打镜角后开始扫查。

观察到腹主动脉后进行顺时针（右）旋转，查找胰腺实质。当显示不出时，彻底顺时针旋转（右）识别 SMA、SMV。

找到胰腺实质后稍微逆时针旋转（左），查找略微发黑的腹侧胰腺。

发现腹侧胰腺后寻找管腔结构，确认胆管及胰管（图 23.2）。

总结一下，要点有两个。

①拉直内镜后顺时针旋镜，确认 SMA、SMV；逆时针旋镜，查找腹侧胰腺。

②找到腹侧胰腺后查找管腔结构，确认胆管、胰管。

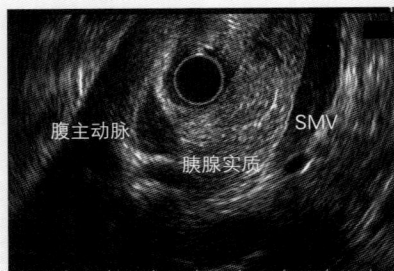

图 23.1 环扫 EUS 扫查十二指肠降段的图像

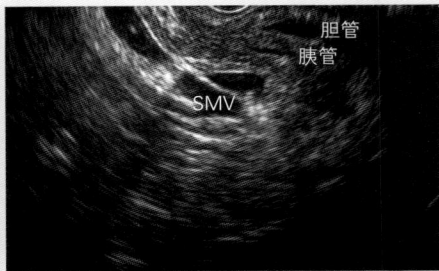

图 23.2 扇扫 EUS 扫查十二指肠降段。乳头附近的胆管及胰管

采用扇扫 EUS 筛查时，要观察胰头下部！

土田幸平（国立医院机构宇都宫医院 消化病中心）

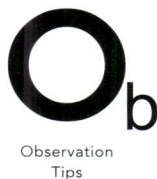

O_b

Observation Tips

在使用扇扫 EUS 进行胰腺筛查时，对胰头下部的观察往往是不充分的。

让我们重新整理一下解剖位置及 EUS 图像，以提高扫查水平。

使用扇扫 EUS 进行胰头下部扫查的方法有两种，一种是经胃的扫查，一种是经十二指肠降段的扫查。

整理一下这两种扫查法的解剖位置和 EUS 图像之间的关系。

首先是经胃扫查，胰头部在门脉汇合部（portal confluence，PC）的远端。

扫查到 PC 后，将内镜稍微推进并顺时针旋镜，就可以观察到乳头。

再进一步顺时针旋镜，就可以观察到肠系膜上静脉（SMV）和胰头下部。

由于实际的 EUS 图像与正常解剖位置呈 90° 旋转的镜像，因此胰头下部及钩突部呈现如图 24.1 所示图像。

经十二指肠降段扫查的图像为正常解剖位置顺时针旋转 90° 的图像，因此主动脉是横行的图像（图 24.2）。

如图 24.2 所示，胰头下部位于十二指肠水平段的上方，因此在行 EUS 筛查时先找到十二指肠水平段，其上方就是胰头下部。确认十二指肠水平段的方法是从降段注水。

这样整理实际脏器的解剖位置和 EUS 图像的位置关系，就能在进行搞不清方向的扇扫 EUS 筛查时对胰头下部进行正确的评价。

我们的目标是减少扇扫 EUS 筛查时的图像漏诊。

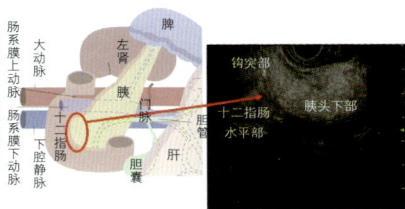

图 24.1 实际扫查到的 EUS 图像

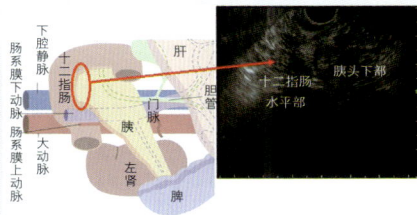

图 24.2 经十二指肠降段扫查的图像

未安装水囊时的胆胰 EUS 扫查技巧

Ob
Observation Tips

桑谷将城（北海道大学医院 消化内科）

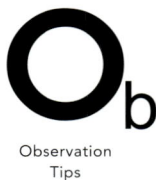

在 EUS 扫查时，消化道的气体是"最大的敌人"。

能否发挥 EUS 的作用，取决于能否很好地清除消化道内的气体。吸引加上内镜前端安装水囊、采用注水法等将消化道气体从视野中去除是常用的方法。

对于消化道病变浸润深度的 EUS 评价采用以上方法应该是足够的了，但是在胆胰 EUS 中，为了获得最优的图像，经常会碰到"绝对不能放开扶着内镜的右手"的状态。

安装水囊、采用注水法去除空气是最好的，但是有时候水囊与内镜之间的死腔及内镜前端的空间会有空气存留（图 25.1 箭头）。

这时候，让助手帮忙从钳道注水可以解决相关问题，但是常常会遇到一个人操作，没有助手帮忙的情况。

因此在扇扫 EUS 扫查时，在不安装水囊的状态下，用左手按压水囊注水钮，可以使扫查区域储水，驱赶扫查的最大敌人——空气（图 25.2 箭头）。

顺便讲一下，在环扫 EUS 扫查中，水囊具有锚定作用，因此一定要安装水囊。

在一个人进行 EUS 扫查时，可以尝试一下以上的做法。

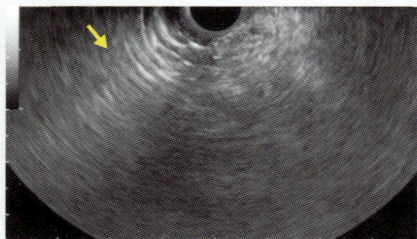

图 25.1　在水囊与内镜间隙及内镜前端间隙内有空气存留（箭头）

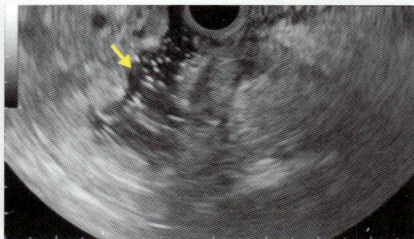

图 25.2　观察区域储水后（箭头），可以避免空气存留

预防严重并发症的小技巧——安装水囊

盐见英之（兵库医科大学消化内科 肝胆胰内科）

O_b

Observation
Tips

初学者在行 EUS 检查时最需要注意的并发症是内镜前端对消化道黏膜的损伤，以及由其引起的穿孔。

在内镜前端有超声探头，与普通内镜比较，前端部长而硬，缺乏灵活性。

在食管入口，内镜前端会蹭到咽喉部，这一状态下强行插入内镜会造成出血及穿孔。事先在内镜前端安装水囊并略微注水使水囊膨胀，就会使内镜前端变得圆滑（图 26.1），插入更顺利。

图 26.2 所示的是拉直内镜时的内镜前端。水囊膨胀后不仅可以在内镜前端与消化道管壁之间起到缓冲作用，而且可以分散加在某一点的力量，从而避免内镜前端对消化道的剐蹭，预防消化道穿孔。

对于行扇扫 EUS 扫查时是否要安装水囊有赞成及反对两种意见，但是，作为初学者，为了保护自己，一定要安装水囊。

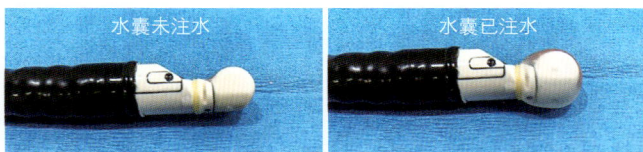

水囊未注水　　　　水囊已注水

图 26.1　水囊未注水 / 已注水的外观

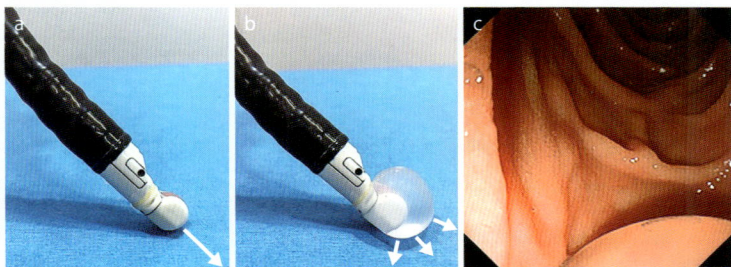

a. 水囊未注水；b. 水囊注水后；c. 水囊注水后的内镜图像
图 26.2　水囊未注水 / 已注水状态下内镜前端的用力方式（箭头）

术后重建肠管 ERCP，球囊确实有必要吗

中路聪（龟田综合医院 消化内科）

O b
Observation Tips

ERCP 的并发症之一是空气栓塞，原因是肠腔内压力升高，消化道空气通过胆管静脉瘘进入循环系统。其危险因素包括内镜下十二指肠乳头大球囊扩张术（endoscopic papillary large ballo on dilation，EPLBD）及胆管空肠吻合。

术后重建肠管采用球囊内镜辅助下 ERCP，具有内镜插入乳头更容易，以及操作时可以帮助固定内镜等优点，使操作成功率有了很大的提升。

但是，由于内镜是插入盲端方向，如果在保持外套管球囊扩张状态下长时间操作，会使闭塞的消化道内压力升高（图 27.1）。

因此，术后重建肠管使用球囊辅助内镜时，在内镜到达乳头后（尤其是胆管空肠吻合部）应尽可能在外套管不打气的状态下进行内镜操作（虽然完全没有科学根据）。

对于大多数的 PD-Ⅱa 及 BⅡ重建术病例，不使用球囊内镜也能够到达乳头部。我们医院对于前者（不用外套管）单独使用 SIF-H290S（奥林巴斯公司），对于后者考虑到插管首选 GIF-XK240（奥林巴斯公司），因为由于不能完成检查而更换球囊内镜的病例还是少数。

空气栓塞是非常罕见的并发症，但是，一旦发生，预后非常差，危险性极高，需要引起特别关注。

可以思考一下，球囊（外套管）真的是必须的吗？

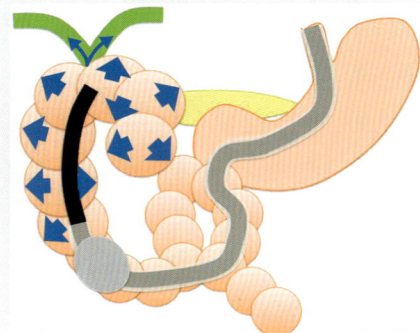

图 27.1 使用球囊造成肠腔压力升高的示意图

行 ERCP 时，灵活应用左侧卧位

O_b

Observation Tips

岩崎荣典（庆应义塾大学医学部 消化内科）

ERCP 时，你是坚持在俯卧位下进行吗？

进镜到十二指肠困难（如肝切除术后、肝移植术后）、呼吸状态欠佳、颈部活动受限（颈椎术后、脊髓损伤后、肌挛缩，以及帕金森病）、妊娠女性、腹部术后早期、腹部肥胖、重度肥胖、驼背、超高龄等患者出现俯卧位困难时，你是否放弃 ERCP 而选择经皮穿刺？

对于这些病例，可以尝试在左侧卧位下进行 ERCP。最近的报道显示，与俯卧位比较，左侧卧位下的胆管插管率没有变化，而非预期胰管造影及导丝插入较多，但是包括胰腺炎在内的合并症的发生率没有统计学差异。

实际工作中，当空腹时间短，胃内残渣多，或者在 EST 术后有大量血块时，推荐在左侧卧位下行 ERCP（图 28.1）。

左侧卧位可以减少十二指肠内的食物残渣、防止误吸，在患者出现呕吐时也方便采取对策。另外，对患者来讲，侧卧位更舒服一些！

这种体位对治疗的时间没有影响，但是由于造影剂比重的问题，对肝内胆管的详细诊断会有些影响。

在俯卧位 ERCP 的图像上，胆管在左侧，胰管在右侧，不重叠。而在左侧卧位 ERCP 的图像上，胆管和胰管是重叠的或者胆管在右侧，胰管在左侧（图 28.2）。

因此在行造影检查时，可以将体位稍转向俯卧位，使用球囊进行阻塞造影。如果使用的是 C 型臂 X 线机，可以旋转 C 型臂以获得和普通的 ERCP 一样的透视照片。

在行经内镜十二指肠乳头切除术时，如果采用左侧卧位，切除的十二指肠肿瘤会掉到十二指肠深部，因此，建议采用完全俯卧位。

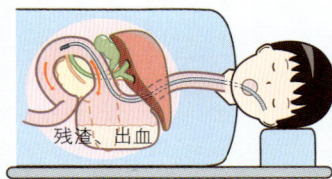

残渣、出血

图 28.1 左侧卧位下的 ERCP

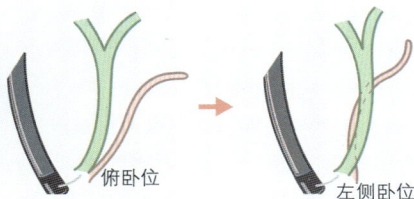

俯卧位 → 左侧卧位

图 28.2 俯卧位和左侧卧位下的胆管、胰管图像

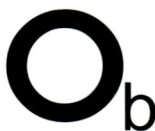

胆胰内镜和"Y"形连接器

阶子俊平（熊本大学医院 消化内科）

大家知道"Y"形连接器吗？

它通常用于血管造影等操作中，简称"Y"形管（图 29.1）。"Y"形管在胆胰内镜中也可发挥作用。

首先是介入 EUS。

将"Y"形管连接到穿刺针的近端，可以在放置导丝（guide wire，GW）的状态下完成造影。在行 EUS–HGS 等穿刺细的胆管时尤其有用，在造影后直接进行 GW 的操作，可以避免造影后插入 GW 时穿刺针移位。

有些医院还在 ERCP 中使用"Y"形管。

现在，可能很多医院都使用可以一边造影一边操作导丝的造影导管，但还是有些医院在使用过去带有金属芯的造影导管。

你是不是也会遇到虽然完成了胆管造影，但是由于对不上胆管轴而难以进行胆管深部插管的情况呢？对高手来说，这可以通过微小的调整（只有高手才能做到的）来成功插管。这种情况下，如果有 GW，插管难度就会降低。

这时候，可以将"Y"形管连接到造影导管，即使用的是过去的造影导管，也可以在一端连接注射器的状态下插入 GW。

采用"Y"形管还可以缩短操作时间，建议大家尝试一下！

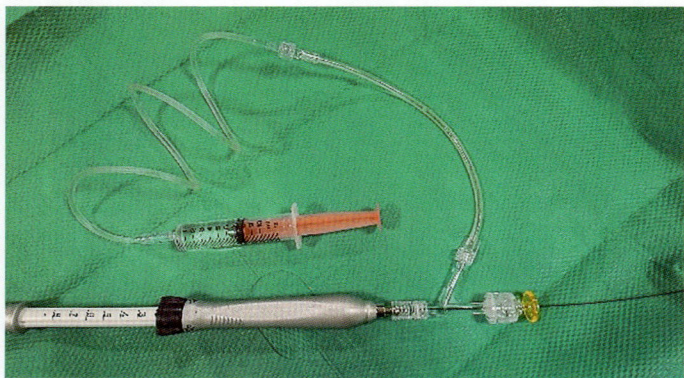

图 29.1　"Y"形连接器（"Y"形管）

内镜下经乳头胆囊插管造影

忌部航（小田内科 院长 / 执笔时：国立国际医疗研究中心消化内科）

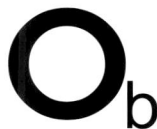

内镜下经乳头胆囊内插管法（endoscopic trans-papillary-cholecystography，ETCG）是治疗急性胆囊炎及诊断胆囊疾病非常有效的手段之一。

近年来，随着服用抗血栓药物患者的增加，ETCG 作为一种治疗方法，临床需求也不断增加。

但是，有时候会遇到无论如何寻找，都不能很好地造影出胆囊管的情况。EST 术后，经乳头胆总管造影困难，以及胆囊管水肿，不好显影等情况经常发生。

在这种情况下，有一个简便的方法，就是使用 above 型球囊导管。

更换球囊导管后，参照 MRCP 和 CT 图像，预测胆囊管的位置，根据胆总管的直径打开球囊后进行造影。看到胆囊管后，将 GW 插入胆囊管，哪怕仅插入一点点（图30.1）。

插入一小段 GW 后推进导管，球囊对着胆囊管后进行造影。

用造影剂向胆囊管逆行加压，使胆囊管张开，有时候可以将嵌顿在胆囊管的结石移开。

然后推进 GW，但是用球囊导管难以完成胆囊管深部插管。因此，要将导管退回原处（图30.2）。

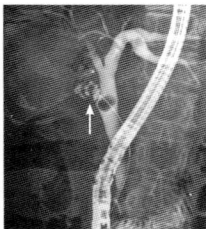

图 30.1　球囊导管胆囊管造影　图 30.2　GW 插入胆囊管

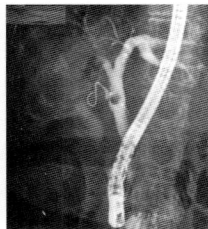

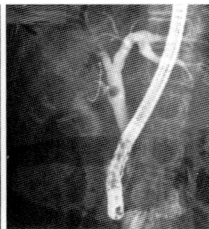

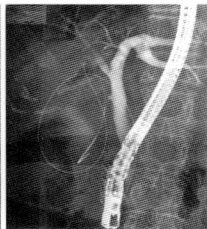

南美结肠镜检查时的观察方法

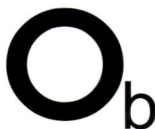

小田柿智之（东京医科牙科大学　拉丁美洲共同研究处）

现在我在南美智利的东京医科牙科大学海外研究处（拉丁美洲共同研究处）工作。

在完全没有政策性筛查系统的智利，在当地医师、保健部门的帮助下，我们开展了结肠癌的筛查项目。

这一项目中，还包括结肠镜医师的培养，我一边进行日常的检查及治疗一边进行培训。和日本相比，这里肠道准备不充分的病例略多一些。

在肠道准备不充分的情况下，为了减少残渣及黏液的影响，需要充分伸展管腔。

由于 CO_2 注气并没有成为常规操作，通过注入空气来伸展肠腔会让患者痛苦，同时由于气体的刺激可能诱发较强的肠蠕动。

因此，我们采用了在日本时使用的变换体位观察法。

基本的原则是以肠管处于最自然位置的仰卧位为基线，当肠腔没有张开时变换体位，使要观察的肠管处于高的位置。

要观察的肠管处于高位后，肠管其他部位的空气会移动过来，不注气也可以使肠管自动伸展开（图31.1）。

观察升结肠采取左侧卧位，观察

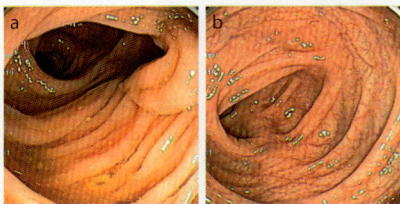

a. 仰卧位；b. 右侧卧位
图 31.1　观察降结肠。在仰卧位下肠管的扩张不充分，换成右侧卧位后，肠管自然扩张，可以获得良好的视野

降结肠采取右侧卧位可以使肠腔更容易伸展。横结肠基本上是在基线的仰卧位下观察，根据观察的是横结肠近端还是远端采取相应的体位。乙状结肠和直肠基本上是从降结肠向上走行，采取左侧卧位即可。

在 CO_2 注气普及、术前准备很好的日本，没有必要这样很频繁地变换体位。但是在急诊结肠镜等肠道准备不充分的情况下，变换体位是很有帮助的。

如果理解了变换体位可以改变肠管的位置以及重力方向，并将其应用到结肠 ESD 的过程中会有所帮助。

因此，建议在日常的检查中，有意识地关注变换体位带来的影响。

参考文献

[1] Okada T, etal. Internationalcollaborationbe-tweenJapanandChiletoimprovedetection ratesincolorectalcancerscreening.Cancer 122：71-77, 2016

注水泵的魅力

石田司（爱仁会明石医疗中心 消化内科）

近年来，有很多有关水下（underwater，UW）插镜法、水下经内镜黏膜切除术（underwater endoscopic mucosal resection，UW-EMR）等水下操作技术的报道，在 *Gastro-pedia* 中也有介绍。

有报道显示，采用作为 UW-EMR 相关技术之一的水交换法观察有助于提高息肉检出率。

水交换法是将残渣及空气完全去除，使用注水泵注入清洁的水，在良好的视野下进镜观察的方法。

和混有空气和残渣的浸水法不同，由于在清晰的视野下观察，水交换法具有在水下的放大作用；和 UW-EMR 同样的原理也可使息肉浮上来。因此，水交换法可以提高病变的可识别性（图 32.1）。

不同医师所使用的水交换法的具体操作可能会有些许不同。我一般是使用带有透明帽的放大内镜，采用完全吸出气体的水下法进镜到盲肠后，通过注入 CO_2 气体观察升结肠到横结肠。

但是升结肠有时候有较多的粪便残留，另外肠腔较宽，采用注水法会花较多的时间，因此大多数情况下只是在降结肠、乙状结肠采用完全的浸水法观察。见视频 32.1。

注水可使结肠皱襞高度降低，皱襞背侧也可以用注水拨开，减少漏诊，尤其是有蒂的隆起，由于浮力使病变漂起，提高了病变的可识别性。

在注水状态下也可以完成水下冷圈套息肉切除术（UW cold polypectomy）或者 UW-EMR，可以很顺畅地完成从诊断到治疗的整个过程。

由于不能实施靛胭脂及结晶紫染色，因此对于 NBI 放大内镜下诊断困难的病例，需要使用追加注气后的色素内镜来观察。

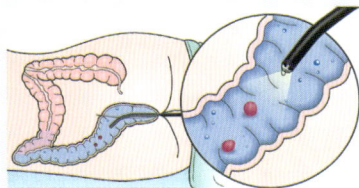

图 32.1　水交换法的模式图

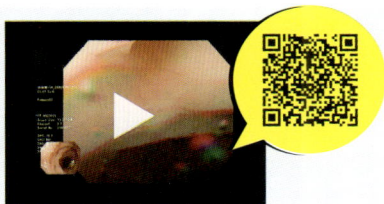

视频 32.1　乙状结肠的水下观察

结晶紫染色的色素放大内镜观察技巧

久保俊之（札幌医科大学医学部 / 札幌白桦台医院 消化内科）

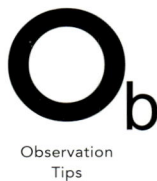

Ob
Observation
Tips

　　结肠结晶紫（CV）染色放大观察难度高，需要熟练的操作技术。常常听到有人说"着色不好、需要花时间、不知道该如何拍照……"等。

　　但是，在观察隐窝结构时 CV 染色是必须要做的，对于需要关注的部位，大家都想获得更加清晰的图片。

　　在这里给大家介绍我从山野泰穗先生那里学到的观察方法。

　　到达盲肠后，我用 NT 管（non-traumatic tube，俗称"按压棒"）开始观察。发现病变后，就开始按照白光 → NBI → 靛胭脂染色的顺序观察，发现需要关注的部位时，将靛胭脂清洗干净后开始 CV 染色。将 1% CV（0.5 ml）、蒸馏水（19.5 ml）、西甲硅油数滴混合，吸入 10 ml 注射器中备用。

　　染色流程为：第 1 次 CV 染色 →水冲洗 →第 2 次 CV 染色→水冲洗。

　　从 NT 管滴出数滴染液逐渐染色，往往会在第 2 次染色后获得良好的染色效果。

　　保存图片时，为了获得更清晰的图像，也必须使用 NT 管。首先从远景观察开始（图 33.1a），以在白光加上 NBI 及靛胭脂染色下关注到的重点部位为中心进行逐级放大观察（图 33.1b），最终至最大放大倍率观察（图 33.1c）。

※ 注：有关消化内镜检查中使用结晶紫，消化内镜学会在 2019 年 12 月 12 日发表声明，指出"消化内镜检查中使用结晶紫染色，仅限于使用结晶紫染色对患者来说，获益大于风险时，医师及医院有责任使用必需的最小剂量"。

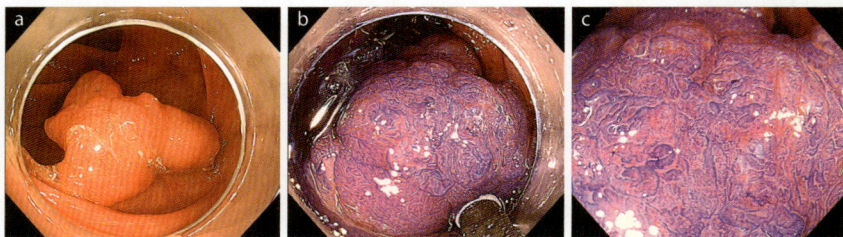

图 33.1　a. 升结肠，20 mm 的 0-Isp 病变，首先远景观察（为了 EMR 使用透明帽）；b. 逐渐增加放大倍数；c. 最终用最大倍率观察，这个部位为 Vi 型 pit，结合白光、NBI 及色素放大内镜诊断为腺瘤，M~SMslight，经 EMR 整块切除

诊断技巧

D **i**

Diagnosis
Tips

胃食管交界区，筛查 Barrett 食管的 "2 张照片法"

岩谷勇吾（信州大学医学部附属医院 消化内科）

D i

Diagnosis
Tips

在观察胃食管交界区及内镜诊断 Barrett 食管时，要在患者吸气后，使病变伸展再进行观察，这是很重要的。

是不是很多人在做常规内镜检查时，对于胃食管交界区只留一张伸展状态下的照片呢？

但是，有的病变在患者深吸气状态下呈切线位，不易观察到（图 34.1）。另外，由于注气造成胃壁过度伸展，使胃食管交界区癌症特征性的发红变得不醒目，有时候也会使病变的范围变得不清楚（图 34.2，图 34.3）。

因此，我在进行内镜筛查的时候，总是在患者解除深吸气后马上拍照留图，留取包括深吸气在内的最少 2 张照片。有时候在稍微呼出气体时病变

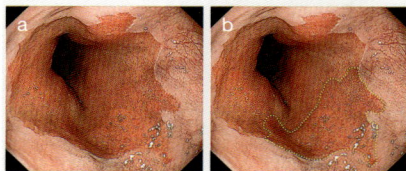

图 34.3　病变范围（图 34.3 的答案）

可显示得更清楚。

像这样，对比在松弛状态下及深吸气状态下胃食管交界区的图像，就可以在胃食管交界区及 Barrett 食管的观察中获得更多的信息。

"2 张照片法"仅限用于非无痛内镜检查的患者，大家可以从明天开始尝试一下。

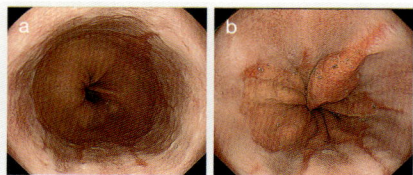

a. 伸展时；b. 吸气时
图 34.1　Barrett 食管癌

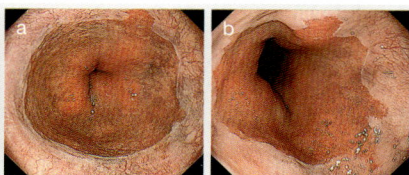

a. 伸展时；b. 吸气时
（病变范围？答案在图 34.3！）
图 34.2　贲门癌

胸部不适感，真的是胃食管反流病（GERD）的症状吗

D **i**

Diagnosis
Tips

畑佳孝（九州大学大学院 疾病控制内科）

胃食管反流病（gastroesophageal reflux disease，GERD）是比较常见的疾病，其症状包括胃灼热、反流、胸部不适、胸痛、咽部异物感、咳嗽等，日常诊疗中常使用质子泵抑制剂（proton pump inhibitor，PPI）。

是不是因为发生率高，即便是内镜下没有明确诊断的反流性食管炎，都以"也许是GERD吧"而结束诊疗呢？

的确，不伴糜烂的胃食管反流病（non-erosive reflux disease，NERD）患者较多，但是，不要忘记胸部不适及反流还有可能是贲门失弛症的表现。对于贲门失弛症的患者，不少病例由于食物残留于食管而发生食管炎，持续数年被诊断为反流性食管炎。

在怀疑GERD时，一般都会做胃镜检查，但是，对于可疑贲门失弛症的患者进行胃镜检查则是更重要的。

当食管存在明显的扩张及食物残留时，可以通过内镜表现诊断为贲门失弛症，但是实际上这种诊断是很困难的。

食管下括约肌（lower esophageal sphincter，LES）一般存在于胃食管交界区（esophagogastric junction，EGJ）口侧，可以防止胃食管反流，在吞咽时肌肉会松弛（图35.1）。

我们重点关注一下LES（图35.2）。

·对于LES松弛不全的贲门失弛症病例，在直视下一般很难观察到EGJ或鳞柱交界区（squamocolumnar junction，SCJ）。

·对于LES比正常松弛的GERD病例，在直视下很容易观察到EGJ或SCJ。

当然，并不是看不到EGJ就一定是贲门失弛症。怀疑是GERD，但是让患者深吸气或者持续注气仍然看不到EGJ或SCJ时，要考虑是否存在贲门失弛症，建议进一步做食管造影检查。

贲门失弛症是我们在临床工作中很难见到的疾病，但是患者会因为症状而非常痛苦，早期发现有可能改变患者的人生，这样说一点都不过分。

如果对读了这篇文章的医师发现贲门失弛症有所帮助，那么这是我的荣幸。

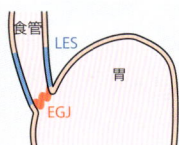

LES—食管下括约肌；EGJ—胃食管交界区
图35.1　胃食管交界区的模式图

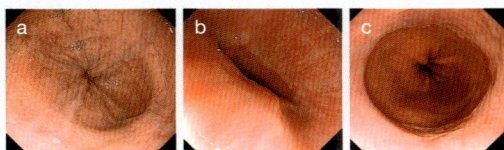

a. 贲门失弛症；b. 正常；c. 裂孔疝；存在LES松弛（反流性食管炎治疗后）
图35.2　胃食管交界区的直视下图片

037

十二指肠球部的"松塔"是胃型肿瘤

鸟谷洋右（岩手医科大学内科学教研室　消化内科）

最近，在学会以及研究会等中有不少十二指肠肿瘤的病例报告。

十二指肠肿瘤的安全切除方法为冷圈套切除（cold polypectomy）以及水下 EMR（underwater EMR），也有关于切除后形成溃疡底闭合的方法的探讨。

但是，目前还没有明确的诊断标准。

目前逐渐明确，大多数浅表性十二指肠上皮性肿瘤为肠型黏液表型，内镜下的特点为发白的病变（图 36.1），胃型黏液表型是比较少见的。

有报道，胃型肿瘤较肠型肿瘤的恶性度高，因此，在内镜下预测黏液表型是重要的。

我们的研究结果显示，胃型肿瘤存在于球部，很少发白（图 36.2a）。

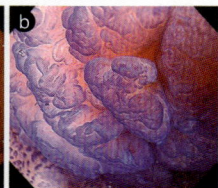

在结晶紫染色放大内镜下观察，肿瘤表面结构多呈松塔样（图 36.2b、c）。

需要与胃型肿瘤鉴别的疾病包括异位胃黏膜等非肿瘤性病变。

十二指肠隆起型病变的活检并不影响内镜下治疗，因此，当诊断不清时可以取活检。

在十二指肠球部发现"松塔"时，要考虑胃型上皮性肿瘤的可能性。

参考文献

[1] Toba T, et al. Clinicopathological features of superficial non-ampullary duodenal epithelial tumor；gastric phenotype of histology correlates to higher malignant potency. J Gastroenterol 53：64-70, 2018

[2] Toya Y, et al. Clinicopathological Features and Magnifying Chromoendoscopic Findings of Non-Ampullary Duodenal Epithelial Tumors. Di-gestion 97：219-227, 2018

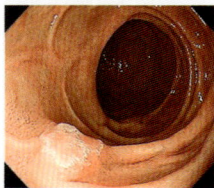

图 36.1　肠型肿瘤的内镜图像，肿瘤边缘主体为绒毛变白

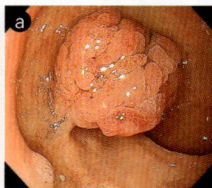

图 36.2　a. 胃型肿瘤的内镜图像，球部前壁发现病变，未见绒毛变白；b. 结晶紫染色放大观察，可见肿瘤表面呈"松塔样"；c. 松塔的模式图

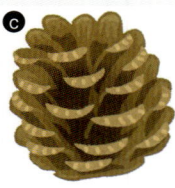

小肠出血的诊断路径

太田和宽（大阪医科药科大学　内科学Ⅱ）

　　患者就诊时的症状及综合表现对于诊断急性出血的原因是重要的。

　　对于小肠出血，在出血早期检查可以提高诊断率。

　　所谓不明原因的消化道出血是指上消化道及下消化道内镜检查后仍未明确出血原因的消化道出血，因此，其诊断前提是要实施上下消化道内镜检查。

　　大部分不明原因的消化道出血为小肠出血，按照流程完成上下消化道内镜检查需要花费一定的时间，故常常致使小肠出血的诊断变得困难。

　　如果是柏油便，在做了上消化道内镜检查未发现异常时，接下来需要做的是小肠胶囊内镜检查。

　　另外，出现再出血时，建议首先进行小肠胶囊内镜检查。

　　视频 37.1 是诊断困难的反复黑便患者，在发生黑便当天实施小肠胶囊内镜检查所见。

　　小肠胶囊内镜检查的时机对于判断出血的原因非常重要。

　　诊断为十二指肠水平段的毛细血管扩张（图 37.1）。

　　现在服用非甾体抗炎药（nonsteroidal anti-inflammatory drug，NSAID）、抗血栓药物的患者，血液透析的患者逐渐增加，这样的患者常伴有小肠黏膜损伤及血管病变，在临床上有必要关注小肠出血的可能性。

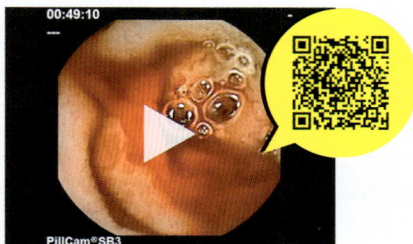

视频 37.1　出现黑便当日行小肠胶囊内镜检查所见

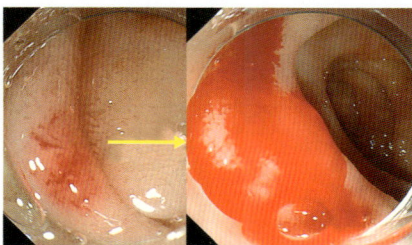

图 37.1　十二指肠水平段的毛细血管扩张，容易因先端帽的刺激而出血

观察技巧 O_b

诊断技巧 D_i

治疗技巧 T_r

心态的培养 M_e

传与一代的分享 L_e

要注意直肠病变范围的诊断！

宫本英明（熊本大学医学部附属医院 消化内科）

D_i

Diagnosis
Tips

在行结肠息肉内镜切除时，病变范围的诊断大多数是比较简单的。在临床上病变多数是通过白光观察下圈套切除的。

但是对于直肠病变，有时候在边缘出现在白光下识别较困难的低矮平坦型隆起［也叫"裙边"（skirt）］，需要引起注意。

如图 38.1 的病变，如果不注意，就可能仅仅切除箭头的部分。

采用 NBI 观察，可见隆起周围存在棕色区域（brownish area），靛胭脂染色后可见与棕色区域一致的低矮的隆起（"裙边"），在结晶紫染色放大观察下可见开大的隐窝（图 38.2）。

如图 38.3 的病例，为了完整切除，做了标记后实施了 ESD 治疗。"裙边"的部分病理组织学诊断为低级别腺瘤。

错误判断病变范围会带来局部复发，其后的治疗就会变得更困难。因此，我们要关注对于直肠病变范围的诊断。

参考文献

[1] Miyamoto H, et al. Clinicopathological differences oflaterallyspreadingtumorsarisinginthecolon andrectum. IntJColorectalDis29：1069–1075,2014

[2] OseraS, etal. Clinicopathological, endoscopic,andmole cularcharacteristicsofthe "skirt"–a newentityoflesionsatthem arginoflaterally spreadingtumors. Endoscopy 48：448–455, 2016

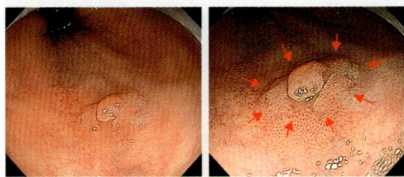

图 38.1　白光观察

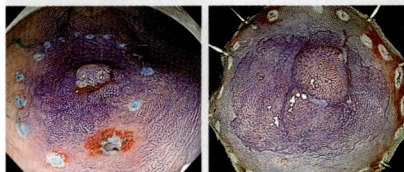

图 38.3　标记及切除标本

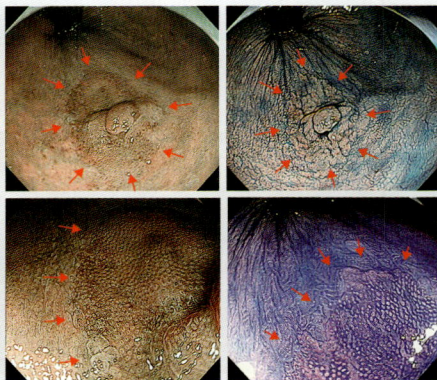

图 38.2　NBI 观察（结晶紫染色）

对于克罗恩病的患者，要确认派伊尔板（Peyer's plate）！

D i

Diagnosis
Tips

池渊雄一郎（鸟取大学医学部附属医院 消化内科）

对于克罗恩病的诊断，你是不是因为组织学上没有肉芽肿而困惑呢？

这时候，对于派伊尔板的靶向活检是有帮助的。

对于克罗恩病，可以观察到具有特征性的纵行溃疡及糜烂等内镜下表现。但即使是明显的纵行溃疡活检，也会由于炎症明显，难以从活检标本上确认肉芽肿。

这时候，我们来观察一下回肠末端的派伊尔板区域，即使没有溃疡，在放大内镜下常可以观察到糜烂（图 39.1）。

根据松岛等的报道，在这些部位进行活检，可以有较高的非干酪性肉芽肿的检出率，这对于明确诊断有帮助（61.5%，8 例 /13 例）。

怀疑克罗恩病的患者内镜检查时，一定要关注回肠末端的派伊尔板区域。在放大观察下出现糜烂，一定要活检，也许会找到肉芽肿（图 39.2）。

参考文献
［1］松岛加代子，他. 小腸疾患の診断における拡大観察 の意義. 胃と腸 49（9）: 1309–1316，2014

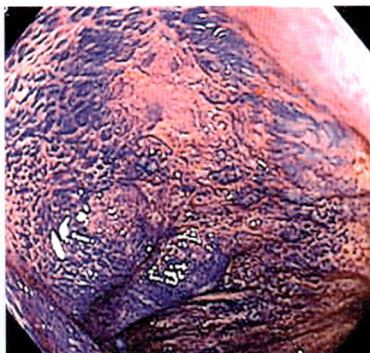

图 39.1　回肠派伊尔板区域，与正常比较，其表面结构不规整

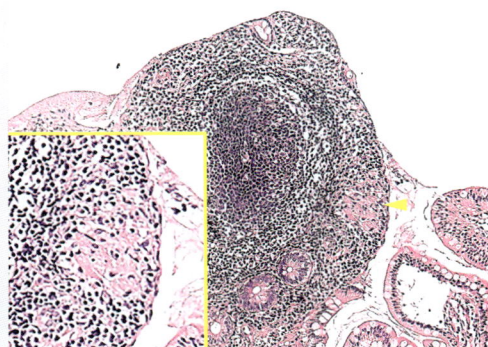

图 39.2　图 39.1 的派伊尔板区域的病理活检图片，可见非干酪性肉芽肿（箭头）

EUS–FNA 感觉手不够用时，可以灵活使用小指

Di

Diagnosis
Tips

小泉一也（湘南镰仓综合医院 消化病中心）

在做 EUS–FNA 时，由于需要把持穿刺针，右手必须离开内镜。

这时候，即使是很小的偏离也会丢掉病变，另外在穿刺时也可能由于反作用力而偏离病变。

让助手帮忙扶镜，如果扶镜的力量过大，会使内镜的动作不够自由，而扶镜的力量过小，会使探头偏离病变。

也许有不少医师会想，如果多 1 个手指的话……

这时候，让我们灵活使用小指。

用左手的小指夹住内镜，就可以在离患者的嘴比较近的位置固定内镜（图 40.1）。在小指夹住内镜的状态下通过调整镜角的操作以及左右的转动，进行细微的调整。

图 40.2 是胃黏膜下肿瘤病例。内镜在胃内不好固定，同时穿刺黏膜下肿物本身就容易偏离目标，这时候用小指固定内镜是非常有效的。

需要注意的是，这样做由于会增加镜子的弯曲度，在进穿刺针的时候有可能造成内镜损伤。预防措施是尽量在内镜自由状态下先插入穿刺针，然后用左手的小指固定内镜。

本方法并非仅适用于 EUS–FNA，在 ERCP 及常规胃肠镜中也可以使用。

当然，使用效果也取决于左手的位置。在人手不足的医院或者不好意思让上级医师帮着扶镜等情况下可以尝试一下。

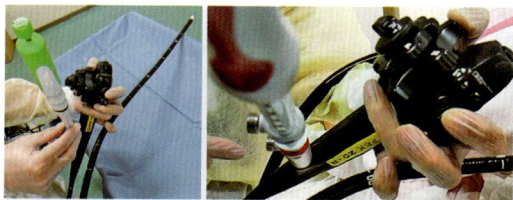

图 40.1　左手小指夹住内镜

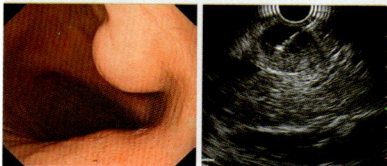

图 40.2　胃黏膜下肿瘤

胰颈部 FNA 时这样做会更容易

——pull 法和手压迫法

Di

Diagnosis
Tips

小仓健（大阪医科药科大学　第 2 内科）

对于胰颈部病变的穿刺，由于病变远离内镜，另外受腹式呼吸的影响明显，因此病变处于不稳定的状态，有时候会出现穿刺困难。

一般是从肝左叶开始依次扫查，在扫查到胰颈部后进行穿刺。

如图 41.1a 所示，通常是从胃体中部穿刺。在穿刺时，由于胃黏膜有皱襞弯曲加上病变远离探头，导致穿刺困难。

这时候，可以先将内镜插入十二指肠降段。在扫查到肠系膜上动静脉找到胰管后，沿着胰管退镜便可以观察到胰颈部（pull 法）。

这个状态在 X 线下如图 41.1b 所示，可以近距离观察病变。

这个位置下的穿刺是在胃窦附近进行，消化道皱襞也少，穿刺明显会变得容易。

另外，EUS-FNA 多是在麻醉下进行，因此患者不能配合医师的指令。

在腹式呼吸明显、病变位置不稳定时，也可以尝试用手掌按压腹部，使病变的活动度下降，更容易穿刺。

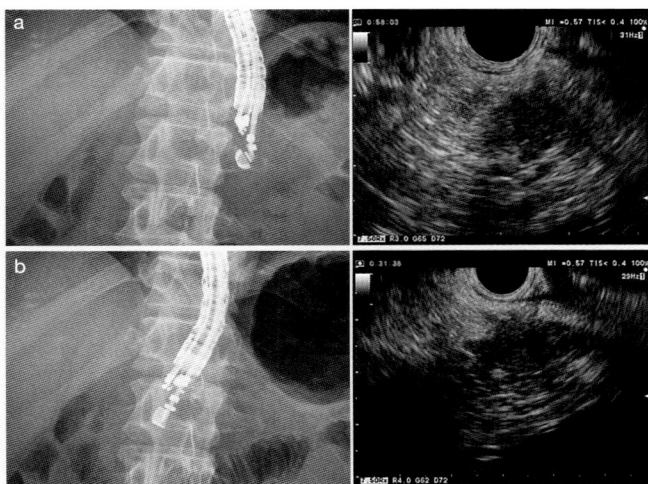

图 41.1　a. 从胃扫查时的 X 线图像及 EUS 图像；b. 从十二指肠退出扫查时的 X 线图像及 EUS 图像

观察技巧 O

诊断技巧 D

治疗技巧 T

心态的培养 M

传给一代的分享 L

ERCP 下的细胞学检查是否做了正确的标本处理

D i

Diagnosis
Tips

石田祐介（福冈大学医学部 消化内科）

ERCP 下的细胞学检查是被广泛使用的技术，但是在 ERCP 下取得的标本容易受消化酶的影响而发生变性，同时受胆管炎或者梗阻性黄疸的影响，标本中的细胞数量少，细胞学诊断难度较大。

因此，通常用细胞刷刷检病变部位及用生理盐水清洗胆管等方式强制剥离新鲜的胆管细胞，以获得更优质的标本。

但是，这样辛苦获得的标本，如果没有得到正确的处理，就可能被判定为不合格标本，会降低诊断率。

结合前述的胆胰细胞学检查的特征，在干燥的环境下细胞会产生很强的变性。为了避免细胞变性，要尽可能送检更多标本，同时在送检标本前的标本处理也是非常重要的。我院对于标本的处理过程如图 42.1 所示。

①用钳子等将刷检过的细胞刷的前端切断，放入装有生理盐水或者保存液的试管中，将细胞刷作为标本送检。

②接着用细胞刷的外套管回收刷检后的胆汁，并送检。

※ 当胆管较细不能获得足够的刷检后的胆汁时，用生理盐水清洗胆管也是可以的。

采用这些方法获得的标本基本上都可以作为细胞学检查的标本送检，可减少由于干燥造成的细胞变性。获得的标本应保存于冰水中，并尽快送检，以降低消化酶的活性，这也是很重要的。

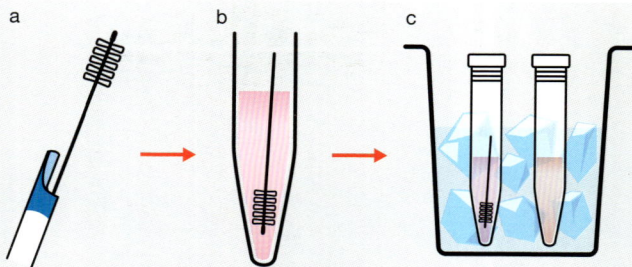

a. 剪下细胞刷的前端；b. 将细胞刷直接放入保存液或者生理盐水内；c. 将标本瓶放入冰水后快速送检

图 42.1　我院的标本处理流程

经乳头胆管活检插入大活检钳的技巧

Di

Diagnosis
Tips

石渡裕俊（静冈县立静冈癌症中心 内镜科）

观察技巧 Ob

诊断技巧 Di

治疗技巧 Tr

心态的培养 Me

「传奇一代」的分享 Le

　　在 ERCP 中进行胆管活检是诊断胆管狭窄不可或缺的技术。

　　在很多医院通常是采用比较小的上消化道活检钳。但是，活检钳越大越能得到更大的标本，就有可能获得更准确的诊断。

　　但随着活检钳的增大，外套会越来越硬，胆管的插管就会越来越难。

　　在 EST 后将活检钳顶在导丝（GW）上插管也是一个技巧，下面介绍一下如何将大的活检钳插入胆管的技巧（视频 43.1）。

※我院使用的大活检钳是 Radial

Jaw™4P（波士顿科学公司生产）。

　　①在胆管留置 GW 的状态下，将活检钳插入钳道。

　　②在通过内镜可以看到主乳头及 GW 的状态下，将活检钳伸出内镜。

　　③最后打开活检钳，夹住 GW，并将 GW 和活检钳一同插入胆管内（图 43.1）。

　　这样，活检钳就可以在 GW 的引导下插入胆管。

　　当需要用大的活检钳进行活检时，这是一个有效的方法。

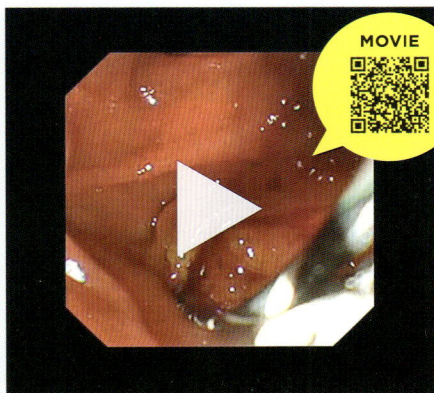

视频 43.1　利用 GW 的活检钳插管

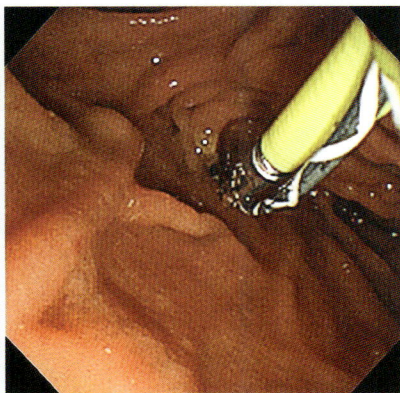

图 43.1　在活检钳夹住 GW 的状态下插入胆管

希望通过深凿活检明确诊断！

泽谷学（国立医院 消化、血液内科）

D i

Diagnosis
Tips

对于胃肠道间质瘤（gastrointestinal stromal tumor，GIST）等黏膜下肿物的诊断需要活检标本。近年来，多通过 EUS-FNA 取材诊断，但是，在穿刺之前还是要做内镜检查的。

估计会有不少人经历过虽然在内镜检查时做了深凿活检，但是仍没有取到组织的情况。

深凿活检的技巧如下。

①使用前端呈锯齿状的大号活检钳。

②尽量直视病变，活检钳在接近垂直于病变的角度压下去行活检取标本。

③重复活检的位置要一致，不要偏离。

④必要时可在前端安装透明帽。

⑤需要应对可能的出血。

更进一步的技巧包括用活检钳在黏膜表面打洞以后（图 44.1），闭合活检钳再次插入洞口（图 44.2）。

在洞中（黏膜下）张开活检钳，轻轻压下后闭合活检钳，就可以更有效地获得组织标本。

当取到病变组织时，可以感受到病变组织带来的活检钳阻力。

也可以用冷圈套用的圈套器去掉表层黏膜，但是一定要注意出血的风险。

参考文献

［1］赤松泰次. 図説胃と腸用語集 2012 ボーリング生検. 胃と腸 47：665，2012

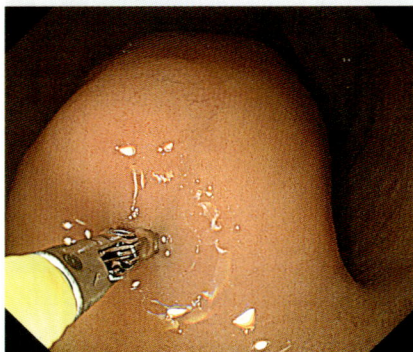

图 44.1　用活检钳在病变黏膜表面打洞

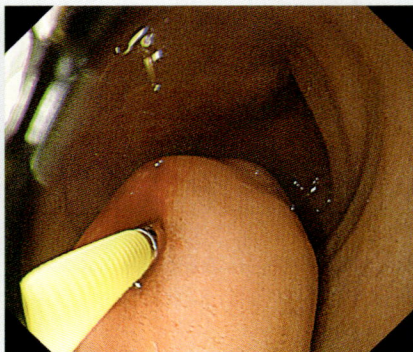

图 44.2　闭合活检钳并插入洞口

活检后出血不止的时候……

伊藤高章（横滨市立医院 消化内科）

最近，对持续服用阿司匹林及华法林的患者行活检的概率在增加。

你是不是有过因为活检后出血不止而提心吊胆的时候呢？

大多数情况下，这种出血都会自然停止，但是在不停出血的状态下退出镜子会感觉有些不放心。

首先，活检时避免出血是很重要的。

老师教我们"在检查的时候，要在胃内充分注气后观察，以免遗漏病变"。

但是，在黏膜及黏膜下层被伸展成菲薄状态下进行活检，就有可能碰到黏膜下层深层的血管，引起意想不到的大出血（图 45.1）。

因此，在活检前需要吸出空气，在胃壁呈现一定程度的皱襞的状态下进行活检。若是这样还是出血，我是采用吸引压迫止血法来止血的。

首先用注射器清洗，确定出血部位，然后直接将钳道压到出血部位吸引约 10 秒（全力吸引）。

再次用注射器缓慢注水，将黏膜从钳道口分离开。经过这样的处理，大多数情况下是可以止血或者减慢出血速度的。

由于钳道口的位置位于图像外侧（7 点方向），有可能需要在非直视下操作，但是习惯了就没有什么难的。这样可以避免反复冲洗或者喷洒凝血酶等操作。

可以尝试一下。

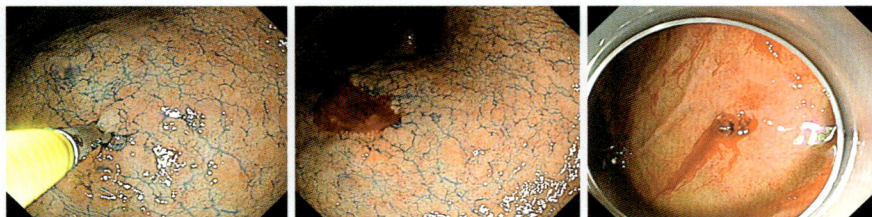

图 45.1　在黏膜被拉伸的状态下活检后出血的病例

如何进行细胞内镜检查（上消化道篇）

岛村勇人（昭和大学江东丰州医院 消化中心）

Di

Diagnosis
Tips

观察技巧 Ob

诊断技巧 Di

治疗技巧 Tr

心态的培养 Me

「传奇一代」的分享 Le

细胞内镜（Endocyto，奥林巴斯）是在普通观察、NBI 及放大观察的基础上，可以连续观察消化道表层黏膜细胞的超放大内镜（图46.1）。

上消化道内镜前端部的外径为9.7 mm，虽然很细，但是可以进行520 倍的放大观察。

本次介绍细胞内镜在上消化道内镜检查中的应用技巧。

①安装放大帽的方法：为了预防滑脱以及采光效果，建议斜着安装放大帽（图 46.2）。

②染色液的选择：结晶紫 - 美兰双重染色（CM 混合液）：使用结晶紫（0.05%）10 ml+ 美兰（1%）1 ml，可以将细胞核和细胞质染成类似 HE 染色的细胞核和细胞质。

③观察方法：在用水充分清洗黏膜表面后，经钳道向病变喷洒 1 ml 的 CM 混合液和空气，等待染色（图46.3）。然后在内镜系统调整颜色，就可以获得和 HE 染色更接近的图像。

进一步缓慢接近病变，使内镜前端接触病变，用焦距调节杆调整放大倍率再观察。在观察中有可能因为接触而发生出血，故初次接触病变的放大观察最为重要。

参考文献
[1] Minami H, et al. Recent advancement of observ- ing living cells in the esophagus using CM double staining: endocytoscopic atypia classification. Dis Esophagus 25: 235–41, 2012

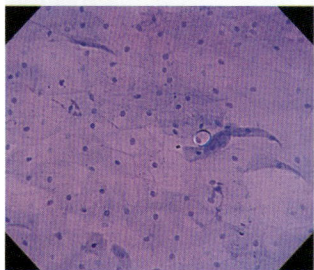

图 46.1 细胞内镜的超放大内镜图像

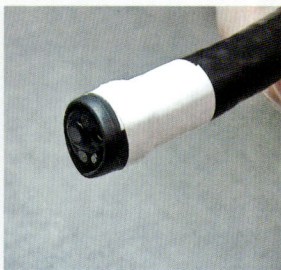

图 46.2 放大帽的安装方法

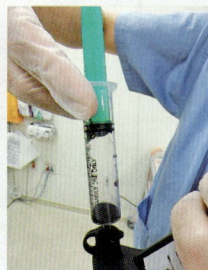

图 46.3 从钳道向病变喷洒 1 ml 的 CM 混合液和空气

如何进行细胞内镜检查（结肠篇）

一政克朗（昭和大学横滨市北部医院 消化中心）

D_i

Diagnosis
Tips

　　细胞内镜（Endocyto，CF-H290ECI）是 2018 年 2 月由奥林巴斯公司开发的新型内镜。其具有放大 520 倍的超放大功能，可以实时观察机体内的细胞核及微血管，具有划时代的功能。

　　观察顺序：染色病变→内镜接触表面黏膜→用焦距调节杆对焦，这个过程非常简单（视频 47.1）。

　　在 NBI 模式下的观察不需要染色。

　　观察时使用的染色液为 1％ 的美兰（±0.05％ 结晶紫）。

　　获得清晰的细胞内镜图像的技巧包括采用染色管（non traumatic tube）等附件滴下少量染液进行染色、染色后等候 1 分钟左右、染色前后充分清洗病变等。

　　通过这样获得的细胞内镜图片，有可能在机体内进行不逊色于病理组织学的诊断，期待其对于癌的浸润深度的诊断有一个飞跃性的提高。

　　现在，基于人工智能的细胞内镜自动诊断系统也被应用了起来，期待今后有进一步的发展。

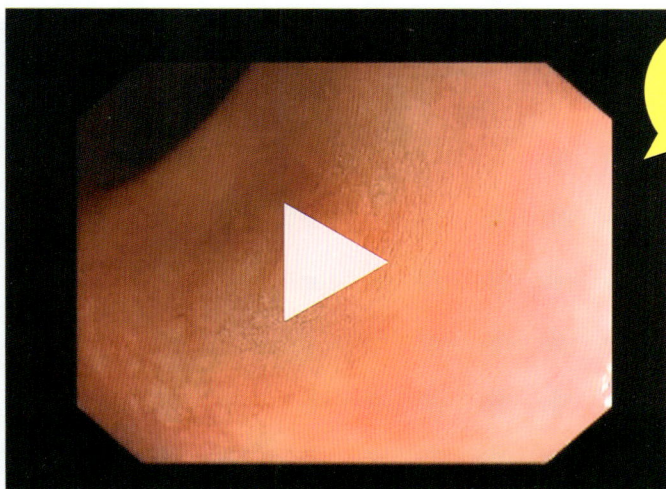

MOVIE

视频 47.1　细胞内镜观察实例

治疗技巧

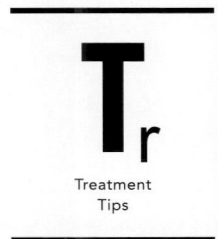

Tr

Treatment
Tips

你是用哪只脚踩脚踏板的呢

冈川泰（斗南医院 消化内科）

随着 ESD 技术的广泛应用，各种技巧及附件的开发，切除病变可以更安全、简便。

在《消化内镜应用提升技巧：教科书中没有讲到的观察、诊断和治疗要点》中也有很多 ESD 达人通俗易懂地介绍了 ESD 的技巧。

即使这样，是不是还有医师有"不知道为什么总是不能很顺利地切除"的经历呢？

为了在 ESD 过程中进行稳定的切开、剥离，最重要的是获得稳定的视野。

正如教科书中介绍的，在内镜前端安装透明帽、内镜靠近切开、剥离线等内镜操作的确是很重要的，但是，让我们想象一下自己做内镜的姿势。

右手持镜、左手调节镜角，这些大家都是一样的，但是，脚踏板你是用哪只脚踩呢？

实际上在进行手把手教学时，我意外地发现用右脚踩脚踏板的人占多数。

用右手持镜进行内镜操作，重心在右侧是理所当然的（图 48.1a）。因此，如果用右脚踩脚踏板，无论如何身体的重心在那一瞬间都会向左侧偏离，容易使视野模糊，在 ESD 时难以进行稳定的切开（图 48.1b）。

用左脚踩脚踏板可以使重心稳定，减轻视野模糊（图 48.1c），这不也是很重要的事情吗？在 ESD 操作遇到困难时，可以想象一下自己操作内镜的姿势。

是不是夹着胳膊？
是不是弓着后背？
还有，用哪只脚踩的脚踏板？

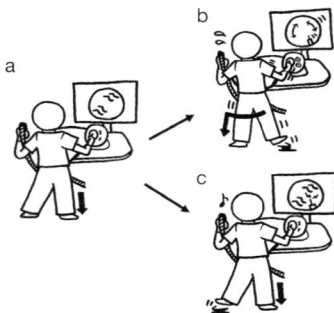

图 48.1　a. 基本的姿势；b. 如果用右脚踩脚踏板，需要移动一次重心，而身体的移动容易造成内镜图像模糊；c. 左脚踩脚踏板，由于重心还在右脚，可使身体的移动程度最小化

在闭合 POEM 入口的黏膜时，压住前面第 2 个组织夹正好

T r
Treatment
Tips

杉原雄策（冈山大学医院 消化内科）

经口内镜食管下括约肌切开术（peroral endoscopic myotomy，POEM）是通过黏膜下隧道进行肌层切开，最后将钻入黏膜下层的入口部分黏膜（隧道入口）缝合。如果没有确切地闭合黏膜，则会造成术后食物流入黏膜下层。因此，缝合创面是很重要的操作。

但是，有时候把切开面和内镜轴对齐，将黏膜和黏膜完全对上是件艰难的事情。

为了更好地进行黏膜缝合，特总结了以下缝合顺序供大家参考（图49.1）。

①在缝合隧道入口前，将内镜前端的透明帽由短 ST 帽更换成斜帽。

②在黏膜切开部分的肛侧正常黏膜先打上定位组织夹（A）。

③在定位组织夹的根部（A）夹上一个组织夹（B）。

④将定位组织夹（A）放到透明帽外，近端的组织夹（B）放到透明帽内。

⑤在组织夹（B）的近端夹闭组织夹（C）。

⑥重复④和⑤的操作闭合黏膜。尤其是④的操作容易使内镜稳定，用透明帽的前端按压组织夹，可以使组织夹恰到好处地倒向对侧，更容易夹闭组织夹。

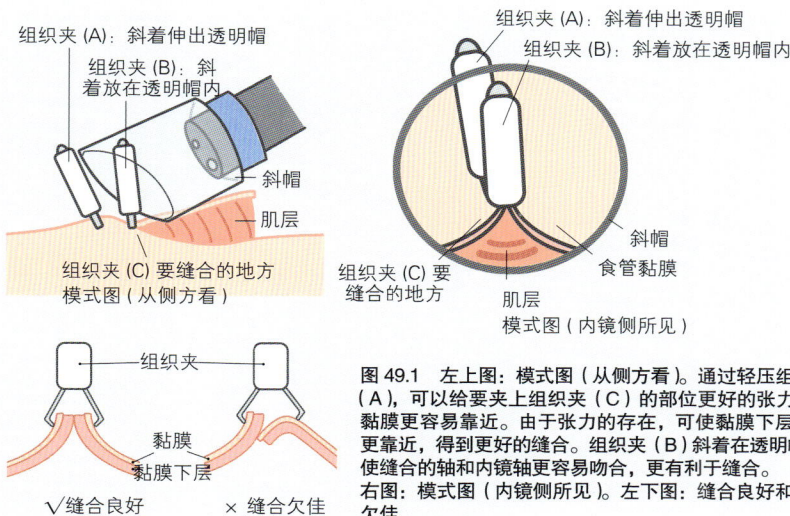

图 49.1　左上图：模式图（从侧方看）。通过轻压组织夹（A），可以给要夹上组织夹（C）的部位更好的张力，使黏膜更容易靠近。由于张力的存在，可使黏膜下层之间更靠近，得到更好的缝合。组织夹（B）斜着在透明帽内，使缝合的轴和内镜轴更容易吻合，更有利于缝合。
右图：模式图（内镜侧所见）。左下图：缝合良好和缝合欠佳

一定要掌握"轴"的感觉
——POEM 中必要的方向感

河野真（东京医科大学 消化内科）

Tr
Treatment
Tips

大家在刚刚学习内镜时，是不是被老师提醒"轴！轴！"？现在给大家介绍一下客观地认识并掌握轴（也就是方向感）的技巧。

也许是问题有些跳跃，当把内镜插入食管，你能答出图像中 12 点的方向朝向身体的哪个部位吗？

你能把食管的前壁准确无误地放到 12 点的方向吗？

实际上在 POEM 中，为了将黏膜下隧道打在准确的位置上，这种轴的感觉是很重要的。即便是在左右扭曲的贲门失弛症（所谓的"乙状结肠型"）中，如果隧道不直也是不行的。

那么，如何辨认方向呢？

有几个可以作为标志物的结构，包括锥体、气管分叉、主动脉弓或者存水的地方等。但是这些标志物存在个体差异，有时这些标志物并不可靠，尤其是在黏膜下的隧道内。

解决这个问题的方法在体外，是的，在镜子上有答案。

奥林巴斯内镜前端每隔 10 cm 有标记长度的数字，这个数字与内镜的旋转方向有 90° 的偏差（图 50.1）。

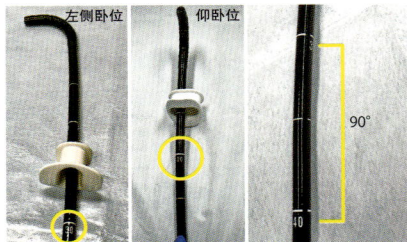

图 50.1　奥林巴斯内镜前端每隔 10 cm 的标记之间有 90° 的偏差

在左侧卧位正好是奇数的数字朝向正上方，内镜图像中的 12 点的方向正好对着食管前壁（患者的正面）。有时这会受到患者体位的影响，在仰卧位如果偶数的数字朝上，也正好是这个方向。

我想，初学内镜的医师应该有过被上级医师提醒"内镜的轴摇摆"的经历，这有可能就是由于操作使内镜的形状发生改变，内镜形成了不必要的扭曲（扭力）。

这个时候要注意内镜的轴，感受现在的内镜形态与内镜轴之间的关系，这样就可以在根本上掌握内镜轴的感觉。

明天开始在检查的时候试一试如何？

欢迎来到水下世界

山阶武（关西医科大学综合医疗中心　消化道肝脏内科）

大家知道从消化道吸出气体后，再注满水（主要为生理盐水）的水下（underwater）内镜吗？

水下内镜是指在注水下进镜[1]，其后开始 NBI 放大观察[2]，近些年逐渐开始有水下 EMR（UEMR）的报道。

UEMR 由 Binmoeller 等在 2012 年首次报道，为不进行黏膜下注射，在水下行结肠息肉切除的方法（图 51.1）。

目前认为，在水下肌层变平坦，而息肉及周边黏膜一起浮起，所以容易套扎并不易引发穿孔。和过去的 EMR 比较的前瞻性研究结果显示：R0 切除率及整块切除率在 UEMR 组有显著提高。

相继还有对十二指肠腺瘤、息肉切除术后残留复发病变、直肠神经内分泌瘤等有效的报道。

对于残留复发等的长期治疗效果还需要今后进一步探讨。

注释

1　详见本社出版的《消化内镜应用提升技巧：教科书中没有讲到的观察、诊断和治疗要点》。
2　详见本社出版的《消化内镜应用提升技巧：教科书中没有讲到的观察、诊断和治疗要点》。

参考文献

[1] Binmoeller KF, et al. "Underwater" EMR without submucosal injection for large sessile colorectal polyps（with video）. Gastrointest Endosc 75：1086–1091, 2012

[2] Yamashina T, et al. Comparison of Underwater vs Conventional Endoscopic Mucosal Resection of In t ermedia t e－Si z e C olor ec tal P ol yps . Gastroenterology 157：451–461, 2019

[3] Yamasaki Y, et al. Underwater endoscopic muco－sal resection for superficial nonampullary duode－nal adenomas. Endoscopy 50：154–158, 2018

[4] Kim HG, et al. Underwater endoscopic mucosal resection for recurrences after previous piecemeal resection of colorectal polyps（with video）. Gastrointest Endosc 80：1094–1102, 2014

[5] Yamashina T, et al. Underwater endoscopic mu－cosal resection: a new endoscopic method for resection of rectal neuroendocrine tumor grade 1（carcinoid）≤ 10mm in diameter Endosc Int Open

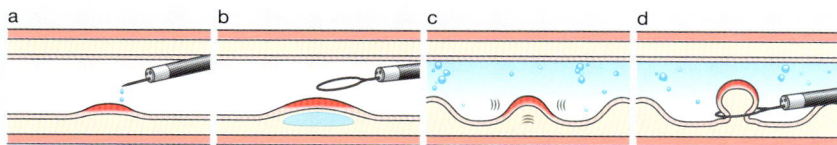

a. 对于平坦的结肠息肉进行注射后；b. 由于膨隆导致息肉变大，还使息肉变得平坦，难以套住病变；c. 在水下黏膜皱缩，平坦的病变会隆起；d. 使圈套更容易

图 51.1　UEMR 的优点

十二指肠肿瘤的 UEMR 技巧

木口贺之（庆应义塾大学 肿瘤中心）

近年来，结肠及十二指肠肿瘤的 UEMR 引起关注。报道显示，与传统的 EMR 比较，UEMR 的并发症发生率低，从而引起了很多医师的注意。本次介绍一下做 UEMR 时非常有帮助的 4 个技巧（图 52.1）。

①充分吸出管腔内的空气：如果不充分吸出胃和十二指肠内的空气，即使注水，由于气泡附着在病变表面，也不能很好地浸入水下。因此，一定要在充分吸出空气后再开始圈套。

②观察十二指肠前使用解痉剂：治疗十二指肠病变时，肠蠕动会使治疗的难度增加，因此要在注水前打解痉剂。

③注水量为一个饮料瓶的容量左右：我院的注水量为 300~500 ml。用 2 支 50 ml 容量的注射器注入和体温一样温度的温生理盐水，就可以减少对肠管的刺激，避免诱发蠕动。

④硬的圈套器更好：如果圈套器过软，有可能因难以压下 Kerling 皱襞而难以整块切除病变。也许每个人的喜好不同，我推荐使用 Captivator™（波士顿科学公司生产）13 mm 的圈套器。用这种圈套器一般小的病变都可以切掉。

记住上述要点，先从小的病变开始做，也可以从结肠病变尝试去做。

由于十二指肠肿瘤的发生率并不高，若遇到判断不清及操作难度大的病变，可以介绍给专科医师。

参考文献

[1] Yamashina T, et al. Comparison of Underwater vs Conventional Endoscopic Mucosal Resection of Intermediate-Size Colorectal Polyps. Gastroen- terology 157：451–461. e452, 2019

[2] Yamasaki Y, et al. Current Status of Endoscopic Resection for Superficial Nonampullary Duodenal Epithelial Tumors. Digestion 97：45–51, 2018

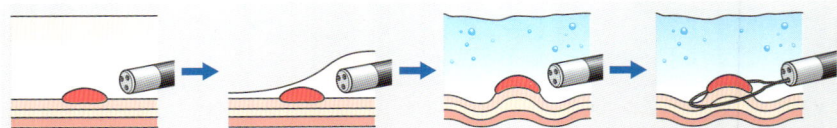

图 52.1 UEMR

最近你是不是感觉 ESD 变得顺利的同时 EMR 却变得不顺利了呢

Tr
Treatment
Tips

小林亮介［多伦多大学圣米歇尔医院　内镜治疗科（Unit University of Toronto, St. Michael's Hospital, Advanced Therapeutic Endoscopy）］

你是不是有这样的内镜治疗体会：随着经验的积累，ESD 逐渐变得顺利起来，而 EMR 套扎病变却变得越来越难，甚至造成了分片切除。EMR 变得不顺利的理由有可能是用逐渐习惯的 ESD 的方法去做 EMR。

因此，在这里给大家介绍一下 EMR 和 ESD 的最大不同点及注意事项。

首先是观察病变的视野角度（图 53.1 绿色箭头）。在行 ESD 剥离的过程中，内镜是在相对于管壁的切线方向进行处置的；而行 EMR 时，如果仍处于切线方向，则会使圈套器的前端不能固定于管壁而出现打滑或者在圈套时对病变的范围观察不全。

因此，行 EMR 时需要将视野的角度变得更高。如果处于切线方向，可以尝试变换体位。

其次是治疗时离病变的距离（图 53.1 绿色箭头）。ESD 是在近距离下的操作，而 EMR 是需要稍微离开一点距离操作。离开一定距离可以使圈套器稳定，病变的范围也会显示得更清楚（图 53.2）。

如果习惯了 ESD，就会习惯性地在近距离下进行操作，这需要引起注意。

最后是注射的形状（图 53.1 黄

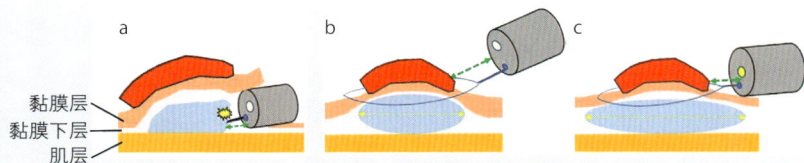

黏膜层
黏膜下层
肌层

图 53.1　ESD（a）和容易成功的 EMR（b）、容易失败的 EMR（C）的模式图

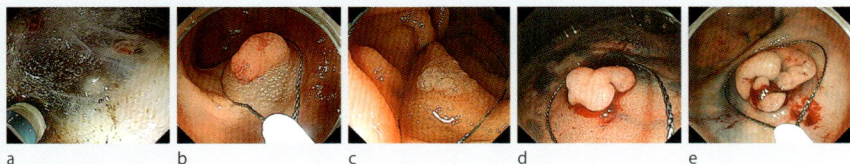

a　　　b　　　c　　　d　　　e

图 53.2　ESD（a）和容易成功的 EMR（b）、容易失败的 EMR（c~e）的模式图

色箭头）。在进行 ESD 全周切开时，需要在病变周围注射较多的液体；而 EMR 时，如果在病变中心部以外区域注射过多的注射液，会使圈套变得更难。因此，在 EMR 时，要有意识地注射成中心部最高的圆顶状。

EMR 是一切决胜负。因此，为了切得漂亮，让我们重新审视一下以下 3 点：视野的角度；治疗时的距离；局部注射的形状。

同时熟练使用 IT 型刀及前端型刀
——"二刀流 ESD"获得双倍的乐趣!

吉水祥一（癌研有明医院 上消化道内科）

Tr

Treatment
Tips

ESD 的刀主要分为 IT 型刀和前端型刀。每种刀都各有特点，适用于不同的状况。我并不是固定使用某种刀，而是根据不同病变的特征来选择使用不同的刀。

IT 型刀由于前端具有陶瓷绝缘体，对难以接近的病变可以在远景的状态下剥离及切开。

当肌层处于垂直方向时，刀垂直压下去切（也就是刀垂直于肌层，使陶瓷头在肌层上滑动的切法）是非常有效的。

前端型刀可以用一把刀完成从标记到切开、剥离的全过程。另外，可以在各个方向完成切开及剥离，可以更自由地完成 ESD。

胃窦小弯、胃体 – 胃角小弯、胃底等不容易接近的部位，肌层常处于垂直方向，使用 IT 型刀就会更方便一些。而胃窦（小弯除外）、胃体 – 胃角大弯、胃后壁等容易接近的部位，用前端型刀就可以安全、快速地完成 ESD（图 54.1）。

用一把刀完成 ESD 当然重要，同时使用 IT 型刀和前端型刀的"二刀流 ESD"呢（图 54.2）？我想可以享受双倍 ESD 的乐趣!

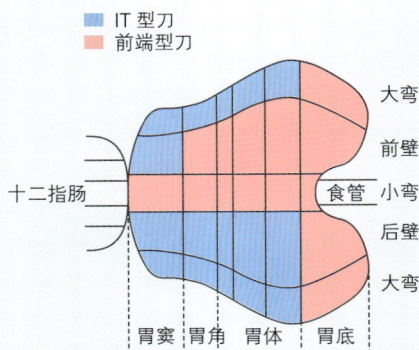

图 54.1　我在 ESD 中使用的附件的重建图

- IT 型刀
- 前端型刀

大弯 / 前壁 / 小弯 / 后壁 / 大弯

十二指肠　食管

胃窦｜胃角｜胃体｜胃底

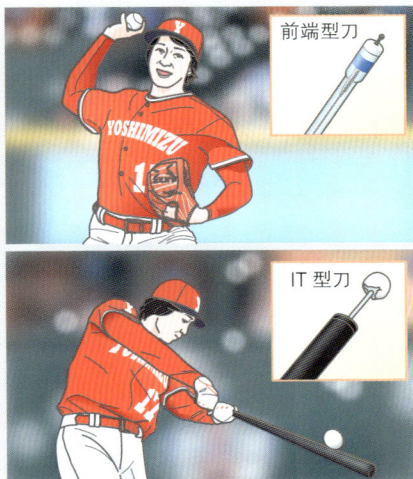

前端型刀

IT 型刀

图 54.2　"二刀流 ESD"的形象

ESD 过程中内镜操作的真谛
——擦窗户要认真，扫地也一样！

河原史明（甲南会甲南医疗中心 消化内科）

Tr
Treatment
Tips

我在神户大学学习时，得到丰永高史医师及森田圭纪医师的热心指导。尤其是丰永医师的"推倒重来"这句话让我学到了很多（实际上并没有"推倒"）。还学到了在内镜操作中最重要的关键词之一"wipe/sweep"。

如果内镜的轴合适，左手＋左腕（＋躯干）的旋转可以让内镜旋转360°。在此基础上加上 up 镜角或者 down 镜角，内镜前端就可以像"雨刷器"和"扫帚扫地"一样动起来（视频 55.1）。由于管腔并不是平面，而是存在一定的弯曲，为了在与肌层保持一定的距离下进行切开及剥离，沿着曲面动刀是更高效的。

尤其是在管腔狭小的食管、结肠，在 wipe/sweep 的基础上加上左右镜角的微调整，便可以完成安全、迅速的治疗（图 55.1）。

实际操作起来，与 wipe 比较，不擅长 sweep 的医师更多。理由是平常不习惯在 down 镜角下移动内镜。

克服这一困难的最好方法是多操作上消化道筛查内镜。在拍摄直视胃体的照片时，要有意识地把大弯侧放到图像的下面（图 55.2）。这样就可以经常使用 down、旋镜及在此基础上进行左右镜角的微调。通过这样的练习，可自然地掌握 sweep，ESD 就会在不经意间进步。

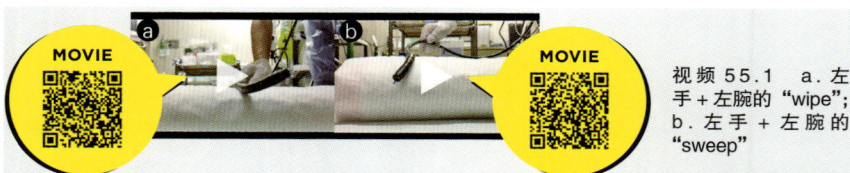

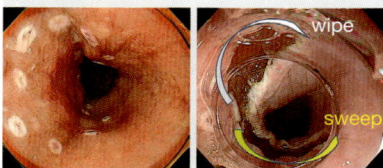

MOVIE ⓐ ⓑ MOVIE

视频 55.1　a. 左手＋左腕的"wipe"；b. 左手＋左腕的"sweep"

wipe
sweep

图 55.1　沿着管腔的弧度切开、剥离，ESD 会更安全、顺畅

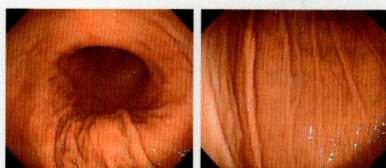

图 55.2　对于胃体部的观察，常规使大弯位于图像的下方，如此不但可以获得精美的图片，还可以提升对镜角的操作能力

用双弯曲内镜做"直视下"的ESD

滨田晃市（综合南东医院 消化内科）

你是不是在做"看不到"剥离面、血管、肌层的 ESD 呢？

使用双弯曲内镜（图 56.1）可以获得更好的视野，在"直视下"的 ESD 可以获得更高质量的剥离及止血（视频 56.1）。一般 ESD 的剥离层为脂肪及血管少贴近肌层的部位，当刀平行于肌层时，可以更安全地剥离。

双弯曲内镜是在第 1 弯曲的基础上，用第 2 弯曲的 up/down，使内镜与目标之间的距离及角度更佳，内镜可以适当地接近病变，钻到黏膜瓣下方。在直视剥离面、血管及肌层的状态下，通过镜角的微调使刀平行于肌层，以得到良好的视野。

例如，在直镜状态下接近病变时，通过将第 2 弯曲向下打镜角，来获得与肌层平行的视野（图 56.2）。

具有左右 2 个钳道的双弯曲内镜也有很多其他的优势。

首先即使在一个钳道放入附件，负压吸引力也不会下降，可以通过吸气随意调整空气量。万一发生了出血，还可以迅速吸出液体及蒸汽，恢复视野。

其次可以根据需求从左右不同的钳道进附件。比如在"J"型内镜，向左侧切是别扭的，但是，从右侧钳道进附件，就可以确保更好的剥离视野。

你的医院的双弯曲内镜是不是在睡大觉呢？一定要拿出来用一下！

参考文献

[1] Toyonaga T, et al. Principles of quality controlled endoscopic submucosal dissection with appro- priate dissection level and high quality resected specimen. Clin Endosc 45（4）：362–374, 2012
[2] Hamada K, et al. Usefulness of a multibending endoscope in gastric endoscopic submucosal dissection. Video GIE 4（12）：577–583, 2019

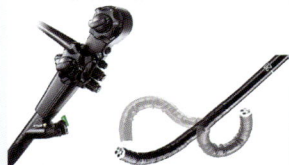

图 56.1　双弯曲内镜（GIF-2TQ260M，奥林巴斯）

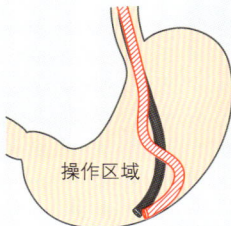

操作区域

图 56.2　通过第 2 弯曲的 down 可以创造不垂直于肌层的视野

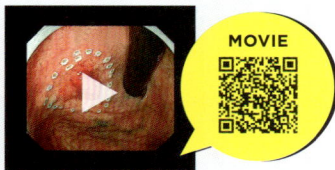

MOVIE

视频 56.1　使用双弯曲内镜的 ESD

ESD 过程中，镜角不够时可以借助"钻洞"的方法

吉崎哲也（神户大学大学院医学研究科内科学 消化内科）

Tr

Treatment
Tips

对胃体上部小弯侧的早期胃癌进行 ESD 时，需要反转内镜并应在打满镜角的状态下进行。

但是，一般的内镜最大镜角为 210°，大家是不是会想，如果能再弯曲一些剥离是否会更顺畅呢？

其实，采用一些辅助手段，可以使镜角更弯曲一些。

我院在 ESD 时使用 GIF-Q260J（奥林巴斯），最大镜角为 200°。如果推一下弯曲部，可以弯曲到 225°，然后即使把手拿开，也可以维持这一角度（图 57.1）。

看起来这是很小的不同，但是在操作 ESD 时却能带来很大的改变。

那么，在 ESD 的过程中如何应用这一功能呢？

先反转内镜接近胃体上部小弯侧病变。

当由于角度弯曲不够不能剥离时，要左右旋镜，让镜子像钻洞一样钻入黏膜下层。

用内镜推胃壁辅助内镜的弯曲，内镜就可以在相同的最大镜角下顺利地钻入黏膜下层（视频 57.1）。

在因镜角不够而苦恼的时候，你可以试一试。

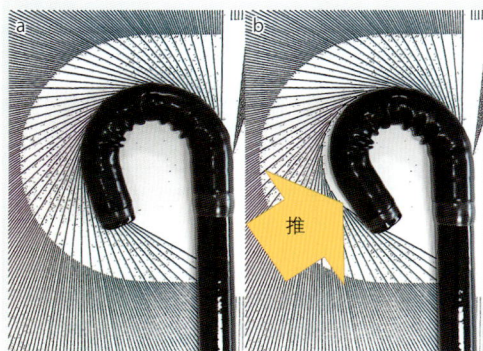

推

a. 无辅助时（弯曲角度 200°）；b. 有辅助时（弯曲角度 225°）
图 57.1 GIF-Q260J（奥林巴斯）的最大镜角

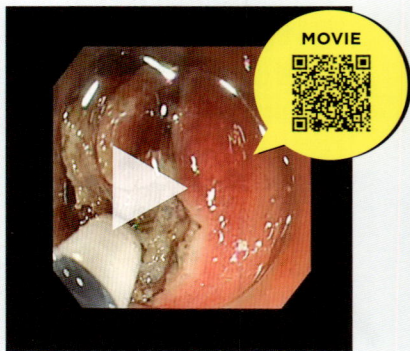

MOVIE

视频 57.1 "钻洞"辅助

ESD 的标记，距离感很重要！

大南雅挥（大阪市立大学大学院医学研究科 消化内科学）

在进行 ESD 的过程中，为了准确、完整地切除病变，标记是非常重要的。

接近病变标记后，在远景观察或者将标本固定后再观察时，病变和标记的距离是不是比自己想象的更近或者更远呢？

由于消化内镜的镜头类似鱼眼，使图像中央被放大，周边的图像被压缩，因此看起来不舒服（图 58.1a）。

另外，一般镜头的特点是靠近目标并处于斜视状态时，视野下坐标纸的刻度在靠近镜头的部位（近端、图像下方）被拉伸，看起来更大，而离镜头远的部位（里面，图像的上部）刻度会逐渐变小，因此产生倍率差（图 58.1b）。

在这样的镜头下，通过内镜观察到的图像和实际的图像会随着距离而产生差异。

上消化道的 ESD 标记是在斜着的视野下完成的（图 58.1b）。因此，对病变近端（直视下为病变的口侧，反转下为病变的肛侧）的标记是在内镜图像被放大的情况下进行的，实际标记的位置容易离病变近（图 58.2a、c）。而病变的远端（直视下为病变的肛侧，反转下为病变的口侧）由于内镜将图像远端的距离缩小，在这个视野下标记，容易标记得离病变远（图 58.2b、c）。尤其是在病变近端标记时，容易使标记的位置离病变近，这样一来，在进行周围切开、深部切开、组织夹牵引等操作时，容易损伤病变。因此，掌握距离感进行标记是很重要的。

我们要理解镜头的特性，做好标记。

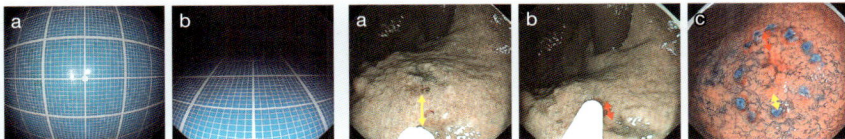

a. 正面；b. 近斜面
图 58.1　GIF–H260Z（奥林巴斯）拍摄的坐标纸

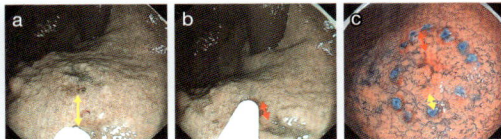

a. 近端（反转下为病变的肛侧）的标记；b. 远端（反转下为病变的口侧）的标记；c. 标记的远景图像
图 58.2　用 GIF–H260Z（奥林巴斯）进行的 ESD（胃体上部小弯前壁侧）标记（黄色箭头为近端病变与标记的距离，红色箭头为远端病变与标记的距离）

更讲究的 ESD 标记

桑山泰治（德岛红十字医院 消化内科）

Tr

Treatment
Tips

　　ESD 的标记以小而且清晰、距离病变距离合适为理想的标记。你是不是会遇到标记点看不清楚、太大、黏膜破损致出血等情况呢？这里我来介绍一下我们科室使用 DualKnifeJ™（奥林巴斯）及 VIO300D（阿姆科）标记的方法。

　　使用 DualKnifeJ™ 进行标记，无论在什么脏器都是在刀收回来的状态下进行。一般是要离开病变边界 2~3 mm（一个刀的距离），将刀轻轻压下，然后踩踏脚踏板。VIO300D 的设定在不同的脏器有细微的不同。

　　对于食管鳞状细胞癌，边界的判断参考碘染色结果。将 VIO300D 设定为 Soft 凝固 Effect 4、20 W，充分调整空气量后，接好负极板通电。这样就会获得没有黏膜破损的清晰的标记。标记后再次碘染色，然后喷洒硫代硫酸钠，标记点就可以显示为清晰的白色（图 59.1）。咽部也是同样的设定（图 59.2）。

　　由于结肠病变界限多较清晰，一般不需要标记，但是对于大的 SSA/P 及 LST-NG，有时候还是需要标记。将参数设定为 Soft 凝固 Effect 3、15 W 左右时可以获得清晰的标记（图 59.3）。

　　而在胃里，如果用 Soft 凝固则会出现比较淡的标记点，因此需采用 Forced 凝固 Effect 2、40 W 进行标记（图 59.4）。

　　我们还需要根据黏膜的状态调整标记的方法，上述设定并不是适用于所有的病变。大家可以从明天开始试一下，讲究一下标记的设定。

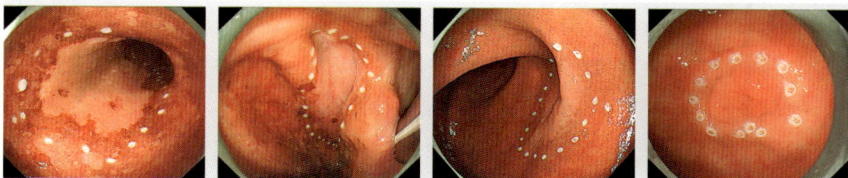

图 59.1　（左一）食管鳞状细胞癌，0 ~ Ⅱ a+ Ⅱ b，40 mm，T1a-LPM（碘染色及喷洒硫代硫酸钠后）
图 59.2　（左二）下咽部鳞状细胞癌，0 ~ Ⅱ b，30 mm
图 59.3　（左三）降结肠 LST-NG，20 mm
图 59.4　（左四）胃窦小弯 0 ~ Ⅱ a，10 mm，tub1，浸润深度 M

食管 ESD 的技巧

使用前端型刀

金坂卓（大阪癌中心　消化内科）

在食管 ESD 中会遇到以下问题。

· 剥离病变口侧时，左右两端没有剥离下来。

· ESD 的前半程比较顺畅，而后半程的速度下降。

· 遇到大的病变时，剥离下来的部分（黏膜瓣）占据管腔，内镜操作受限。

病变口侧的两端没有被剥离而残留的原因是，在 ESD 的前半程，在剥离病变口侧时先剥离了中心，而把两侧留下（图 60.1）。

在 ESD 后半程剥离速度下降的原因是，剥离了病变的口侧而使长轴方向的张力下降，造成肛侧的黏膜下层展开不良，加上黏膜瓣在狭小的管腔妨碍操作（图 60.1）。对于大的病变，速度下降更明显。

这些问题通过使用牙线牵引法来解决有一定的效果，但是在离组织夹夹闭的短轴方向较远的地方，该方法的有效性会下降。

在 ESD 前半程，先处理好病变的侧方及肛侧，就可以避免上述的问题（图 60.2）。不仅要剥开病变的肛侧，还要完成从侧方到肛侧的绕行样的剥离。

在食管 ESD 中，即使处理好病变肛侧，但口侧的剥离仍然困难的情况是非常少见的。

在处理病变侧方时，不要过于拘泥于钻入黏膜下层，其实沿着黏膜下层露出的部分剥离就可以很自然地剥离黏膜下层。

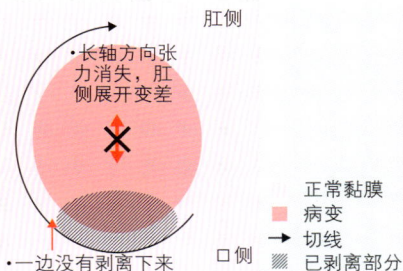

图 60.1　食管 ESD 中容易出现的问题

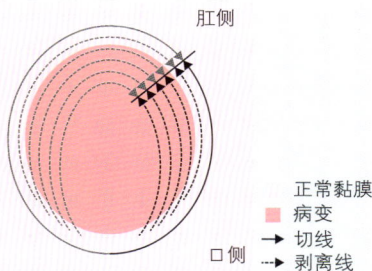

图 60.2　操作困难的食管 ESD 的策略

结肠 ESD 时，如何镇静呢

山田高义（高知大学医学部附属医院 消化内科）

Tr

Treatment
Tips

患者行结肠 ESD 时不像行上消化道 ESD 那样痛苦，但是需要变换体位及必要时憋住气，因此不做镇静的医师应该是比较多的。但是，对于紧张、痛苦比较大的患者，需要行长时间 ESD 的患者，有时候还是需要镇静。

镇静一般使用苯二氮䓬类药物比较多，但是由于存在呼吸抑制等问题，需要引起注意。

右美托咪定（dexmedetomidine，DEX）具有镇静及轻度镇痛的作用，且无呼吸抑制，在日本于 2013 年6 月被纳入医保的局部麻醉非插管手术及诊疗的镇静中，也可以在内镜治疗时使用。因此，我们医院在 ESD 治疗时也开始积极地使用。

需要注意的是 DEX 有循环抑制作用，患者可能出现心动过缓和低血压，有时候也可能出现血压升高，原则上禁止静脉推注。

DEX 的使用指南（https://www.maruishipharm.co.jp/media/card_20160401.pdf，2020 年 8 月）中指出，在使用全部初始负荷量 DEX 后需要给予维持量（有换算表），我们考虑到缩短时间，给予 70%~80% 的负荷量后再给予 0.2μg/（kg·h）的维持量并适当加减。单独使用该药的镇静效果较弱，但是在结肠 ESD 时，这却是最合适的。

大多数患者在刺激小的时候是浅睡眠，很容易被唤醒，可以自己改变体位，甚至有种清醒镇静（conscious sedation）的效果。镇静不充分时，可以合并使用戊唑辛，少数情况下合并使用咪达唑仑。

在行上消化道 ESD 时，尤其是在食管，使用咪达唑仑效果差，有时候有些患者还会出现药物过量或者药物无效的情况。

这时，丙泊酚会有效。但很多医院由于存在医保的问题，以及使用说明书上的限制而不能使用。可以以 DEX+戊唑辛为基础，镇静不充分时追加咪达唑仑，这样就可以减少咪达唑仑的用量及减少药物无效的情况。

的确，现在的使用量有时也会引发心动过缓，但是血压波动很少，若出现这一现象可以减量或停药，感觉使用起来还是安全的。

本药在消化内镜领域的使用报道尚不多，需要谨慎使用，但是可以作为一种镇静方式的选择。

直肠 ESD 的技巧

松山恭士（综合大雄会　消化内科）

Tr

Treatment
Tips

观察技巧 Ob

诊断技巧 Di

治疗技巧 Tr

心态的培养 Me

传奇一代 的分享 Le

对于结肠 ESD 的初学者，常由直肠病变开始。

在做直肠 ESD 过程中，你有没有遇到过即使用尽上下左右钮依然不能到达病变部位的情况呢？

这时候，请先确认一下手中内镜的位置，相对于肛门，内镜的朝向是怎样的？内镜是不是处在偏离垂直于肛门的位置呢？

一般从左侧卧位插入肛门时，内镜是垂直于肛门的（图 62.1）。但是，在我们专心手术时，内镜往往变得不垂直于肛门，这样就会出现无论怎样调整镜角也不能接近病变的情况。

比直肠更深的结肠，由于内镜有肛门及弯曲部等好几个支点，体外内镜的方向并不能传递到内镜前端。但是在对直肠病变进行治疗时，内镜只有肛门一个支点，因此体外内镜的方向可以通过肛门支点直接传递到内镜前端。

在做直肠 ESD 过程中，即使打满镜角也不够时，我们可以利用肛门这一支点，将内镜像杠杆一样移动，以获得最佳的内镜与病变的位置关系（图 62.2）。

这个方法不仅限于 ESD，还可以用于 EMR 和息肉切除术，甚至在一般检查时也可以使用。

大家可以试一试在结肠镜检查时以肛门为支点，使内镜做类似杠杆一样的移动。

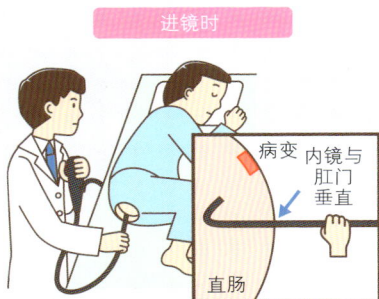

进镜时

图 62.1　进镜时，内镜垂直于肛门

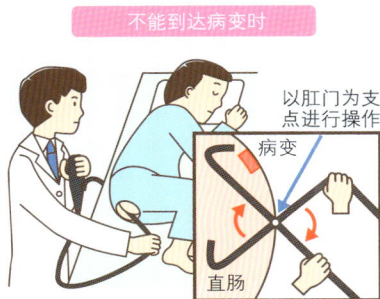

不能到达病变时

图 62.2　不能到达病变时，以肛门为支点，像杠杆一样操作内镜

对累及肛管的病变行 ESD

那是真正的肌层吗？

田中心和（神户大学医学部附属医院 消化内科）

Tr

Treatment
Tips

　　近年来，由于可以整块切除病变，ESD 被广泛应用起来，其应用不限于某个脏器或者部位，有时候对于累及肛管的病变也可使用 ESD。

　　这次，我来介绍一下对于累及肛管的病变进行 ESD 时需要掌握的知识。

　　在肛门内括约肌和肛门外括约肌之间有肛提肌，肛提肌的一部分通过肛门内括约肌下缘附着于肛门皮肤，另一部分穿过肛门括约肌附着于肛门上皮，形成牵拉肌纤维（图 63.1）。在切开肛管的黏膜时，首先会遇到牵拉肌纤维（纵行肌纤维）（图 63.2）。

　　若误将这层当作肌层，就可能因为剥离过浅而遇到直肠丰富的血管丛分支，造成频繁出血。剥离过浅还可能造成剥下来的黏膜下层少，从而不能做出准确的病理评价。

　　将这个牵拉肌纤维切开后就会到达深部的真肌层（肛门内括约肌，横行肌纤维）（图 63.2）。在这一层剥离，可以处理直肠血管丛的根部，减少出血，还可以获得更多的黏膜下层，得到正确的病理诊断。

　　在对累及肛管的病变进行 ESD 时，大家一定要坚定地把牵拉肌纤维切开，进入真的肌层。

参考文献

［1］松田直树，他．直腸肛門部の解剖，診察法，各種検査法，疾患と治療．胃と腸 45：1268–1279，2010

［2］Tanaka S, et al. Feasibility and safety of endoscopic submucosal dissection for lower rectal tumors with hemorrhoids. World J Gastroenterol 22：6268–6275, 2016

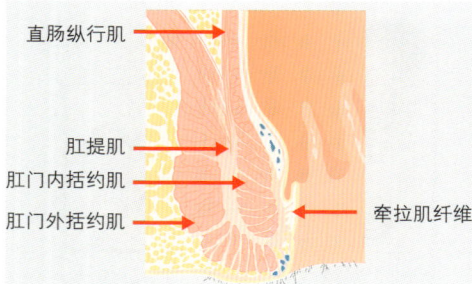

图 63.1　肛门部的解剖图

直肠纵行肌
肛提肌
肛门内括约肌
肛门外括约肌
牵拉肌纤维

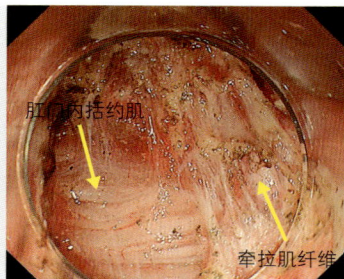

图 63.2　肛管的黏膜切开图

肛门内括约肌
牵拉肌纤维

对于 ESD 术后患者要不要尽早恢复饮食

宫川明祐（综合医院 / 国保旭中央医院 消化内科）

Tr
Treatment
Tips

在 ESD 术后，大家让患者进食什么类型的饮食呢？

"是不是可以从流食开始，慢慢地过渡呢？老师们是这样做的，照着做是不是就可以了呢？"

ESD 术后到底该给患者进食什么样的食物是一个很重要的事情。

我们内镜医师考虑到患者的生活质量，积极推荐患者做 ESD，但是为什么对于术后的生活质量却漫不经心呢？

在这一领域，外科要比我们领先很多。外科医师都知晓加速康复外科（enhanced recovery after surgery，ERAS）这个词，就是在术后尽早恢复经口饮食可以提高生活质量，减少并发症的发生。我原来确实不知道 ERAS。

我们也针对在 ESD 术后的 ERAS 进行了探讨，将术后的患者分为术后从流食开始逐渐恢复组和从半流食开始组（图 64.1），研究方法为随机对照试验（RCT），半流食开始组的术后并发症发生率没有增加，生活质量评分（QOL）提高了！

虽然这一研究存在样本量小、没有进行内镜复查等较多的问题，但是这一结果提示我们，虽然在没有做内镜复查的前提下给患者进食半流食（持续服用抗血栓药物者可在内镜复查的第 2 天开始半流食），但并发症的发生率并没有增加。

大家也可以尝试让 ESD 术后患者尽快恢复饮食。

另外，我们也希望能够进行多中心非劣势研究，有兴趣的医师可以联系我。虽然感觉不大会有医师对这样简单的研究感兴趣……

参考文献

[1] Miyakawa A, et al. Effects of Early Initiation of Solid Versus Liquid Diet after Endoscopic Sub- mucosal Dissection on Quality of Life and Post- operative Outcomes: A Prospective Pilot Ran- domized Controlled Trial. Digestion 100（3）: 160-169, 2019

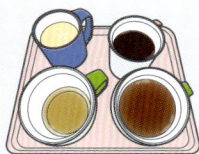
流食

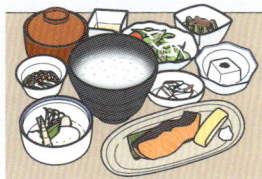
半流食

图 64.1 ESD 术后的饮食

经济、有效的组织夹牵引法

刚崎有加（埼玉县立癌症中心　内镜科）

行食管 ESD 时，随着剥离的进展，会出现病变游离度的增加带来的牵拉力降低，左侧壁的病变局部注射后形成的隆起难以保持等，这些会导致治疗时间延长。这时候，如果使用带线组织夹牵引法是非常有效的。

这里给大家介绍一下快速制作带线组织夹的方法。

准备的物品：可旋转组织夹释放装置、短臂组织夹、3–0 丝线（70 cm 左右，可根据需要适当调整）。

①安装短臂组织夹到可旋转释放装置，经钳道伸出。

②张开组织夹。

③于治疗车等内镜稳定的地方，在组织夹前端把丝线打 2~3 个结（图 65.1）。这个时候，要将内镜光源关闭，以避免照到打结的人。

④剪短丝线的一边（图 65.2）。

⑤由于是短臂组织夹，可以退回到透明帽中（图 65.3）。

夹闭组织夹后，一边观察图像一边从口腔牵拉丝线，到有一定的张力为止。

需要注意的是如果牵拉过度，有可能使组织夹脱落（图 65.4）。

用这个方法进行食管 ESD 非常方便，希望术者和助手都知道这个方法。

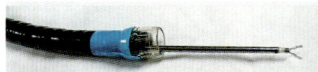

图 65.1　短臂组织夹前端系上 2~3 圈丝线

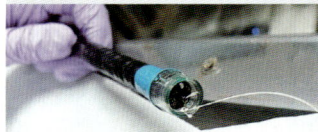

图 65.3　组织夹收回到透明帽

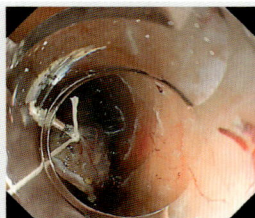

图 65.4　不要牵拉过度，避免组织夹脱落

图 65.2　剪短一端的丝线

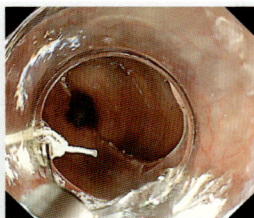

为了避免带线组织夹牵引失败

门田智裕（国立癌症研究中心东院 消化道内镜科）

Treatment Tips

最近有几项临床研究结果都提示在食管及胃的 ESD 中使用带线组织夹的有效性。使用带线组织夹也是初学 ESD 者必须掌握的治疗方法。

但是，如果组织夹的夹闭部位不合适，会出现病变不能被很好地牵引（不能翻过来等）或者夹到病变深部等情况。

在夹闭组织夹时，掌握病变的整体中已剥离部分的平衡（胃的病变包括病变和贲门之间的位置关系）很重要。

尤其是在行胃的 ESD 过程中，有时候反转剥离会使术者对病变的整体把握不准确。

因此，在夹闭组织夹前，要如图 66.1a 一样，观察贲门与病变的关系，设计好安装组织夹后的牵引方向后再夹闭组织夹（图 66.1b、c）。

在行食管的 ESD 时偶尔也可能发生类似的情况。由于不能钻入病变下方，剥离时要有意识地保持左右平衡。在夹闭组织夹时，要选择在已剥离部分的垂直二等分线或者最口侧夹闭。

为了避免夹闭过程损伤病变的深部，组织夹不要垂直于病变，要稍微向左或右倾斜，在夹闭前一边稍微向管腔侧抬起一边夹闭组织夹（图 66.2）。

这样就可以避免组织夹夹到病变的深部。

夹闭组织夹后，剥离时也要注意左右平衡，以 "V" 字形剥离，注意不要只剥离一侧，忽略另一侧。这样就可以顺畅地完整剥离。

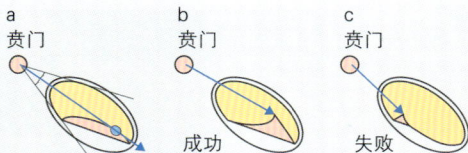

a. 带线组织夹夹闭的位置。要了解贲门与病变的位置关系，对残留的病变画出垂直二等分线，决定组织夹的夹闭位置；b. 用带线组织夹成功剥离的病例。在垂直二等分线上夹闭组织夹，使病变整体牵拉，以获得良好的黏膜下层视野；c. 用带线组织夹剥离失败的病例。夹闭位置不好，病变会被牵向侧方，有时候黏膜下层会被掩盖

图 66.1　带线组织夹应用示例

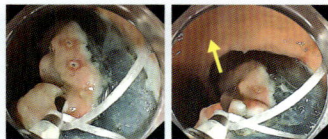

图 66.2　夹闭组织夹时一边向上给力一边牵引

结肠 ESD 并发症的处理

——Ring-clip 闭合法

吉井新二（札幌医科大学　医学部）

观察技巧 O_b

诊断技巧 D_i

治疗技巧 T_r

心态的培养 M_e

『传奇一代』的分享 L_e

Treatment
Tips

结肠 ESD 几乎都会发生并发症。

术中穿孔自不必说，轻微的肌层损伤、担心服用抗栓药物的患者术后出血等，这些情况下还是希望能够闭合创面的。

但是，要完全闭合 ESD 术后的大创面并不是简单的事情。

给大家介绍一下用我们自制的组织夹（Ring-clip）闭合 ESD 术后创面的情况。

准备物品包括：手术用 4-0 尼龙线和 EZ clip™（HX-610-090L，奥林巴斯）3 mm 左右粗细的竹签及快速黏合剂（アロンアルファ®）。此外不需要其他特殊的物品（视频 67.1）。

闭合方法。

首先在 ESD 术后的创面近端夹闭 Ring-clip。

然后用常规 EZ clip™ 的一只脚钩住圈，谨慎地靠近对侧（创面的远端）黏膜后夹闭。

这时候需要注意的是要充分吸出管腔内的空气。

闭合一个部位后，后面就简单了。

为了闭合得更牢固，可以追加夹闭组织夹（视频 67.2）。

当然并不是所有的病例都需要闭合创面，但是，有一旦发生意外的对策会让我们更踏实。

参考文献

[1] 吉井新二，他.【内視鏡治療の偶発症と対策】偶発症の対応における Knack and pitfall 切除後潰瘍と穿孔縫縮法のコツと注意点 c. Ring-clip による縫合法. INTESTINE 22：193-196，2018

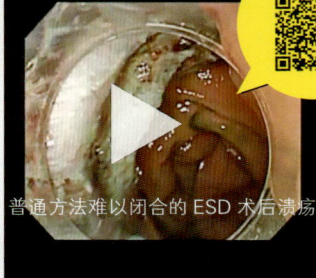

视频 67.1　Ring-clip 的制作方法

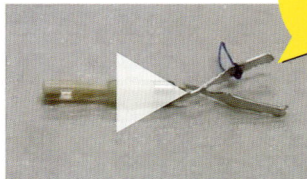

视频 67.2　闭合过程

遇到恶性食管狭窄想放支架，又怕支架移位时，不要犹豫，用 OTSC 固定支架！

Tr
Treatment
Tips

渡边晃（大原综合医院 消化内科）

食管支架可应用于食管癌、贲门癌以及胃食管交界区癌造成的食管狭窄的姑息治疗中。

实际临床中，我们会遇到常规内镜 GIF-H290（奥林巴斯）等可以通过狭窄段，但是患者因吞咽困难而不能进食的情况。

患者存在吞咽不畅的症状，但是食管狭窄并不严重时，食管支架就有可能移位到胃内。因此，内镜医师有时候会犹豫要不要放置支架。

这时候，不要犹豫，可以放置支架，将支架的上端用内镜吻合夹（over the scope clip，OTSC）固定到食管壁（图 68.1）。

方法很简单，常规放置食管支架后，将 OTSC（我使用的是 11 mm 的短 t 型夹子）安装到内镜。然后将支架上端贴近食管壁，吸引后释放支架。

将 OTSC 打在图像 12 点方向时，有可能造成内镜镜角打得太大。需要注意的是，因为内镜过度弯曲，使旋钮因抵抗不能旋转，释放 OTSC 困难，这时候，可以尝试更换部位。

有很多食管狭窄并不严重的患者，通过食管支架置入可以恢复经口饮食。因此，对于食管狭窄不严重但是不能进食的患者可以尝试这一方法。

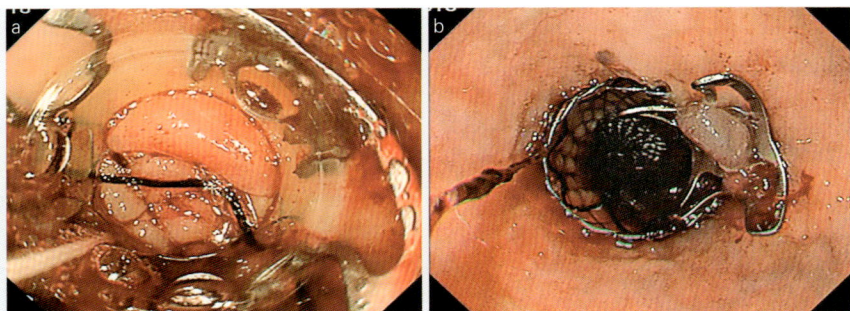

a. 使支架上端和食管紧密接触，吸引后释放 OTSC；b. 用 OTSC 将支架的上端固定于食管壁
图 68.1　食管狭窄并不严重时，用 OTSC 固定支架有效

观察技巧 Ob

诊断技巧 Di

治疗技巧 Tr

心态的培养 Me

『传给一代』的分享 Le

如何选择 ERCP 的导丝

T_r
Treatment
Tips

菅元泰（东京女子医科大学八千代医疗中心 消化内科）

以 ERCP 为首的经内镜或者经皮胆管介入诊疗中，导丝（GW）是必备的附件之一。目前在临床上使用的 GW 有很多种，但技术人员仍在不断开发很多新的产品。各个医院也有多种 GW 备用。

那么，如何选择 GW 呢（图69.1）？

很多医师是从各自医院使用最多的 GW 开始的，但是我们在自己做选择或者在检查中遇到困难时，需要思考选择哪种导丝会更好。

简单地讲，GW 分为探查力强的 GW 和引导力强的 GW 两种。前者主要有对分支胆管的选择及通过狭窄的能力，后者有引导附件通过狭窄到达操作部位的能力。了解 GW 的这些特性，从而根据具体情况选择 GW 是非常重要的。

例如，在做留置 GW 困难的后段区域分支胆管的引流时，可选择探查力强的 GW；GW 到位后，预测狭窄严重或者难以通过狭窄时，可以选择或者更换引导力强的 GW。通过上述努力，可以使介入治疗更顺畅。

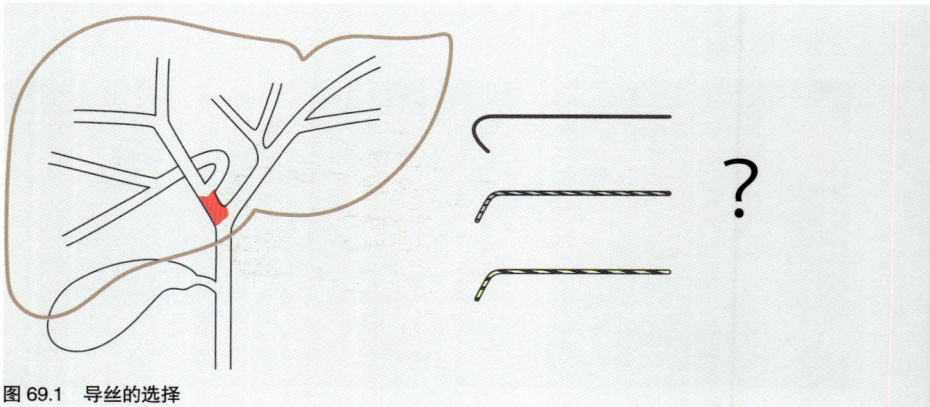

图 69.1　导丝的选择

导丝通过内镜的方法

松本隆祐（带广厚生医院 消化内科）

我想，看到题目，有人会想，导丝通过内镜不是很常规的事情吗？

今天我要给大家讲的是导丝已经在内镜里面，如何将导丝穿过内镜引导内镜到达目标部位的方法。

例如，我们会遇到结肠癌造成的狭窄，内镜不能通过时，需要用导丝通过狭窄后放置支架。

但是，有时候会由于角度的问题不能直视病变而使操作困难。

这时候用如经鼻内镜这种细的内镜才有可能通过狭窄，或者角度合适了导丝才能通过狭窄。

有时候，我们想利用已经插入的导丝将常规内镜插进去，但是，即使导丝已经从内镜前端进入钳道，也会出现导丝在钳道入口附近被卡住而不能从钳道口出来的情况（图 70.1）。

这时候，可以从钳道插入 ERCP 造影导管，从内镜前端伸出去，将导丝的一端从造影导管的前端插入，导丝就可以在钳道口的造影导管口伸出（图 70.2）。

通过这种方法，内镜可以借助导丝轻松到达狭窄部位，再用造影导管造影后放置结肠支架。

我在做 B-Ⅱ重建术后 ERCP 遇到直视镜操作困难时，通常将导丝放到乳头附近后更换侧视镜。在经肛门肠梗阻导管更换结肠支架时，可先在肠梗阻导管插入导丝后，拔出肠梗阻导管，更换结肠镜时也可采用这一方法。

大家可以试一试。

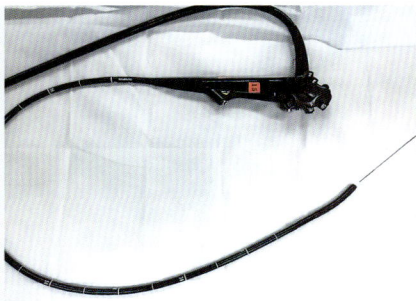

图 70.1　从内镜前端插入导丝，卡在钳道口附近，不能伸出

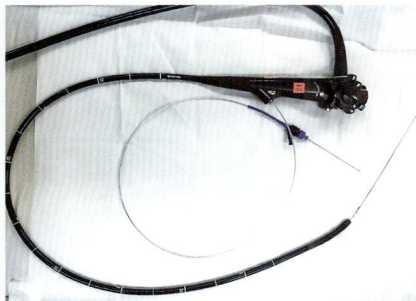

图 70.2　从钳道插入 ERCP 造影导管并伸出内镜，将导丝的一端从造影导管前端插入，从钳道口的造影导管的一端伸出

导丝是"生命线"

内藤格（名古屋市立大学院医学研究室 消化、代谢内科学）

Tr

Treatment
Tips

近年来，通常是在胆管深部插管成功后，在胆管内留置导丝（GW）后再进行下一步处理。

而且胆管内留置的 GW 在操作出现问题时也会发挥作用。

只要在胆管内留置 GW，即使在 EST 时发生了出血，也可以在 GW 下采用胆管引流管、球囊导管、金属支架等进行止血（图 71.1，图 71.2）。

若在 EST 时出现穿孔，可以通过放置 ENBD 管进行胆管引流。大家在 EST 之前非常重视留置的 GW，但在 EST 后会稍微放松警惕，经常会出现 GW 掉出来的情况。

在 EST 术后胆管插管并不那么困难，只要有留置的 GW，胆管开口也好识别，在透视下也可以观察到胆管走行，即使不用造影导管，由于胆管和内镜轴的位置关系稳定，可以在 GW 的引导下安全地实施插管。

我们也遇到过在插入碎石网篮过程中出现穿孔的情况，正是因为有留置的 GW，才可以完成精准的胆管插管，就会比较安心。

ERCP 有可能出现严重的并发症，我们必须进行安全、精准的操作。留置在胆管内的 GW 对于实施精准操作很重要，对于在操作中出现的各种问题的挽救也是非常重要的。

我一般尽量将 GW 一直留置在胆管，直到治疗结束。

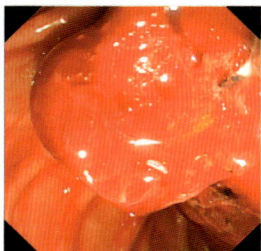

图 71.1　EST 术中出血造成视野不清

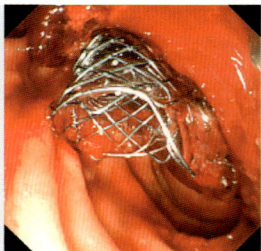

图 71.2　使用金属支架止血

要熟练使用导丝打圈技术！

深泽光晴（山梨大学 消化内科）

Tr

Treatment
Tips

　　助手的导丝操作技术对于 ERCP 是重要的。一定要掌握在导丝前端形成折返的状态下进导丝的技术！

　　在 GW 的前端顶在狭窄或者胆管壁的状态下，边旋导丝边推进，导丝前端的亲水部分就会反转，形成折返。在形成折返的状态下进导丝（视频 72.1）。

　　· 这并不是高难度的技术，只是边旋边进导丝就可以轻松完成。

　　· 在操作过程中要注意避免折返打开。

　　导丝前端折返技术的优势。

　　· 有利于突破狭窄段。

　　· 降低 GW 前端损伤胆管、胰管的风险。

　　· 增强在放置支架时的支撑作用（前端形成小圈，使导丝的硬性部分插入更深的胆管）。

　　· 操作中预防 GW 脱落。

　　对几乎所有的 ERCP 都是有帮助的。

　　在胰管内很难形成折返，因此可以使用预先在前端做成折返形状的 GW（如"Revo Wave-SJ"等）（图 72.1，视频 72.2）。

　　让我们使用折返技术来操作 GW。

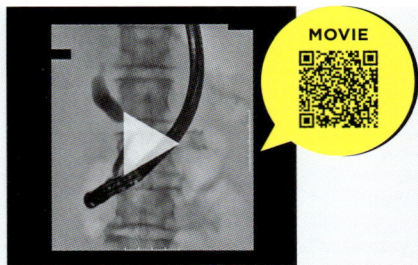

视频 72.1　在 GW 的前端顶在狭窄或盲端的状态下，边旋导丝边推进

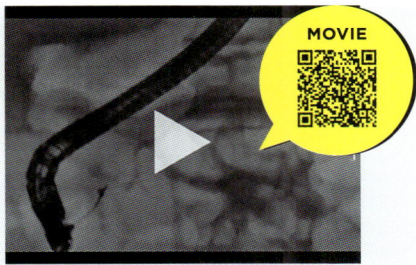

视频 72.2　插入事先在导丝前端形成折返的 GW

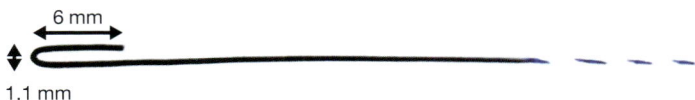

图 72.1　GW 前端有折返的形状

EUS 引导下的引流技术

矢根圭（国家公务员共济组合联合会斗南医院 消化内科）

T_r

Treatment
Tips

我想，大家最近操作 EUS 引导下穿刺引流的机会在增加。

随着附件的开发及技术的进步，和过去比较，我们可以完成更安全、有效的治疗。但是有时候我们会在意想不到的地方遇到问题，那就是向穿刺针内插入导丝。

如果绝大多数医师说在这方面没有感到困难，那也许是我自己的问题。我经常遇到在上级医师清晰地扫查到目标胆管并顺利地穿刺造影，然后在插入导丝的环节出现经常使用的导丝的前端卡在穿刺针的入口，用引导器也不能插入的情况，导致在我上级医师的注视下手忙脚乱、心慌手抖。

这时候，在沉着冷静的其他医师的建议下，使用了检查间里 18G 的注射针，从针尾插入导丝，结果导丝非常顺畅地插进去，大获成功。上级医师也给了我笑脸，我也不心慌了（图 73.1）。

从注射针尾过导丝在血管造影中是常规方法，但是大家应该知道在这样的场合该方法也会发挥作用。

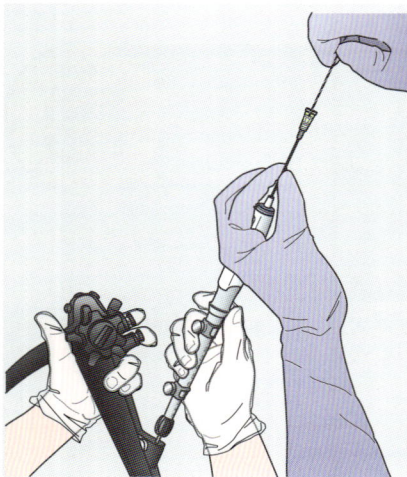

图 73.1 通过 18G 的注射针尾将导丝插入穿刺针，导丝就可以非常顺畅地插入

固定好导丝，轻松完成 ERCP！

木暮宏史（东京大学医学部附属医院 消化内科）

在 ERCP 过程中，基于导丝（GW）交换附件是基本的操作，但是，在急诊 ERCP 时，我想很多医师都会遇到不熟练的助手，导致出现 GW 脱落等不必要的麻烦。这时候，如果使用 Swing Lock 技术（图 74.1，视频 74.1），就不会担心 GW 脱落，可全神贯注地完成 ERCP 操作。

Swing Lock 技术。

① 一边放下抬钳器一边将内镜小钮右旋（顺时针旋转）→ GW 偏向抬钳器左侧。

② 缓慢抬起抬钳器→ GW 夹在抬钳器和钳道口之间固定（图 74.2）。

在操作不顺利的时候，可以推内镜使内镜远离乳头，解除左右钮锁，这样就可以使用 Swing Lock 技术。

使用 Swing Lock 技术可以确切地固定 GW，即使用 260 cm 长的 GW 也可以完成 ERCP。同时在操作过程中不会因 GW 掉到操作台而发生污染，减轻术者及助手的负担。习惯了之后也有可能一个人完成 ERCP。

在解决困难局面时，Swing Lock 技术也是很有帮助的。例如，对于胆管重度狭窄的病例，用 260 cm 的亲水导丝［Radifocus，泰尔茂（Terumo）公司；NaviPro™，波士顿科学（Boston Scientific）公司］探查狭窄部并通过狭窄，但是导管不能跟进时，采用 Swing Lock 技术，可以在保留亲水性导丝的前提下交换前端细的导管及扩张器。

※ 注意：在 Swing Lock 状态下强行退出造影管，有时候会损伤导丝的涂层，这需要引起注意。

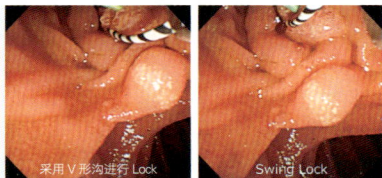

图 74.1　采用 V 形沟进行 Lock 和 Swing

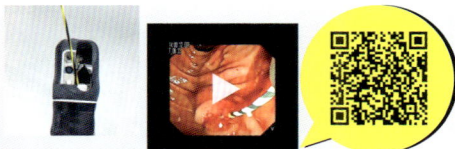

采用 V 形沟进行 Lock　　Swing Lock

图 74.2　在抬钳器和钳道口之间固定 GW

视频 74.1　Swing Lock 技术

拔掉可惜，用过一次的 ENBD 可以用于 EBS！

Tr
Treatment
Tips

中原一有（圣玛丽安娜医科大学 消化及肝脏内科）

在做支架交换的时候，你是不是直接将内镜鼻胆管引流术（endoscopic nasolbiliary drainage，ENBD）引流管以及内镜下胆管支架（endoscopic biliary stent，EBS）拔掉呢？尤其是对于上次胆管插管困难的病例，有时候把支架拔出后再插会很困难。另外，原来的支架超选到了理想的分支胆管，想再次放到那个胆管，需要再用导丝（GW）重新选择胆管。这次我来介绍避免这些操作的方法。

首先是有关 ENBD 管。先将鼻腔的引流管经口导出，然后以 ENBD 管为引导进镜（图 75.1）。到达乳头后，经 ENBD 管插入 GW，留置 GW 后拔出 ENBD 管（图 75.2）。一开始采用这一方法就省去了重新胆管插管的步骤。

其次是有关 EBS。直头的 EBS 可以从支架的远端插入造影管，并从造影管插入 GW。即使发生了支架闭塞，也多是胆泥闭塞，GW 一般是可以通过的。在留置好 GW 后，将圈套器套在 GW 上插进去，用圈套器套住支架远端后，在 GW 留置在胆管的状态下拔出支架（图 75.3）。但是，如果太用力收紧圈套器或者没有套住支架远端，有时候会使 GW 和支架一同拔出。也可以用支架取出器取出支架，但是需要注意，即使是同样的支架直径（Fr），不同的厂家之间支架内径还是有差别的，可能造成支架和支架取出器之间连接不紧。

在猪尾型支架或者直头支架不好插入 GW 时，可以在支架旁用 GW 进行胆管插管。在共同通道长，第一次 ERCP 胆管插管困难的病例，放置 EBS 可以使共同通道直线化，可以使很多病例从支架旁插管变得容易。成功留置 GW 后，就可以拔出支架。

尤其是预测到拔出支架会造成胆管插管及肝内胆管分支选择插管困难的病例，一定要试试上述方法。

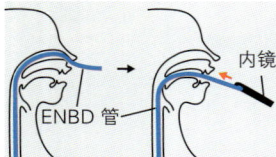

图 75.1　将从鼻腔引出的 ENBD 管经口导出，以这个 ENBD 管为引导插入内镜

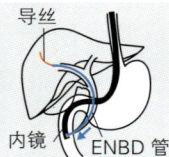

图 75.2　到达乳头后，通过 ENBD 管放置 GW 后拔出 ENBD 管

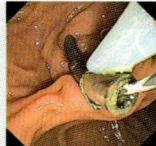

图 75.3　从支架的乳头侧插入 GW，圈套器套着 GW 进入后，在保留 GW 的状态下用圈套器拔除支架

从鼻腔导出 ENBD 管的技巧

叶山让（公立阿伎留医疗中心 消化内科）

　　过去，在将 ENBD 管从口腔导到鼻子时是让患者取仰卧位，从鼻子插入导管后用马吉尔钳抓取经鼻的导管并从口侧引出。

　　现在，很多医院是让患者取俯卧位，在透视下将导丝从鼻腔插入咽部，然后从口插入卷成圈的导丝，在咽部将从鼻腔插入的导丝拉出，沿着导丝将 ENBD 管导到鼻腔。

　　以我使用导丝套导丝的经验，我觉得套导丝很难。另外经鼻导管较硬，有时候会造成鼻腔出血。

　　现在我们是在从鼻腔插入的导丝上套吸引管，并进行以下的 ENBD 管留置操作。

　　首先将吸引管的前端和导丝前端对齐，为了保持位置不变，可用卡子等固定（图 76.1）。在将导丝插入吸引管时，如果是有角度的导丝，可以使用引导管（图 76.2）以便插入。

　　将放置导丝的吸引管伸入咽部，将手边的导丝弯成一个小圈，从口推向咽部。这时候，要像图 76.3 所示的那样弯成小圈，向上腭的方向推进，这样就很容易落到咽部。

　　我一般是将 0.035 in（1 in ≈ 2.54 cm）的导丝做成 3 圈，或将 0.025 in 的导丝做成 3 圈。

　　有过放好 ENBD 管后从鼻腔拔出来时 ENBD 管脱落的经验的医师，为了安全、精准地完成操作，可以尝试这个小技巧。

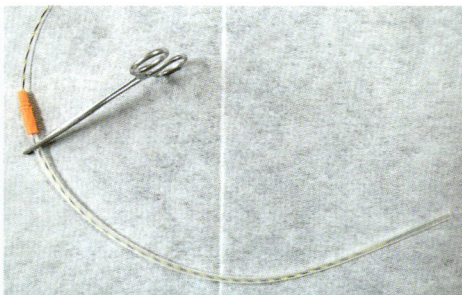

图 76.1　将吸引管和导丝的前端对齐，用卡子等固定，以免位置发生变动（如使用斑马导丝）

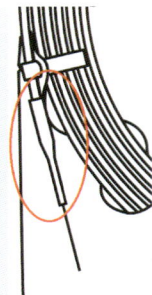

图 76.2　引导管

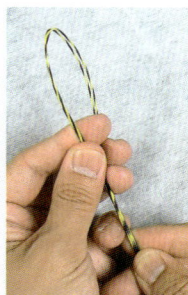

图 76.3　将导丝固定成小圈

遇到"太硬，进不去！"之类的困难时可使用"多支引流法"

藤泽聪郎（顺天堂大学 消化内科）

在日本说起术前减黄、胆管炎引流、细胞学检查，广泛使用的是 NB 管，大家一般放置几根 NB 管呢？

根据我的计算，如果是使用 TJF 内镜（奥林巴斯），有可能同时放置 4 根支架（图 77.1a）。也许是病情还不至于需要放 4 根支架，但是，在肝门部狭窄时，还是希望能放置 3 根支架，包括右肝内胆管前、后和左肝内胆管（图 77.1b）。

但在实际操作的时候，在狭小的钳道放进 3 根塑料支架时，由于支架之间相互干扰，会使向前推进变得困难。

这时候非常活跃的是"多支引流君"非常喜欢的橄榄油※。不要用石蜡油，推荐使用医用橄榄油（图 77.2），可以涂抹在 NB 管或者经钳道注入。这样就可以使原来非常硬、不能推进的 NB 管顺畅地推进去。有很多医院使用利多卡因胶浆或者水溶性润滑剂，但是橄榄油的润滑作用更强且更持久。使用橄榄油还可以在放置 NB 管的状态下实施内镜治疗，以及金属支架置入等。

其缺点是使用过多会造成手上油乎乎的，使内镜操作变得困难。故请适量使用。

※ 详细参考信息见 http：//www.ntv.co.jp/zip/mocos/

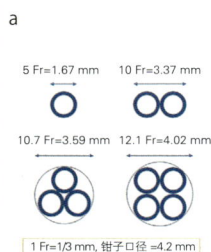

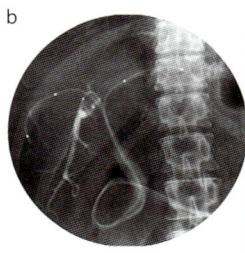

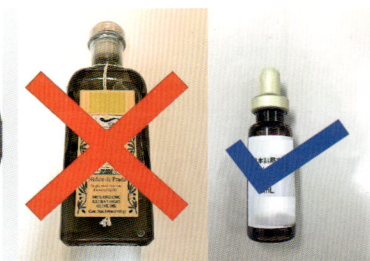

图 77.1　a. 留置多根 5 Fr NB 管时钳子的最小径；b. 留置 3 根支架的病例

图 77.2　推荐使用医用橄榄油

要像对待手术一样对待 EUS-BD

今井元（冈波综合医院　消化内科）

Tr
Treatment
Tips

2002年最初报道的超声内镜下胆管引流术（EUS-guided biliary drainage，EUS-BD）作为继经皮经肝穿刺胆管引流术（percutaneous transhepatic biliary drainage，PTBD）、ERBD之后的新引流技术，在不能切除的胆管恶性狭窄的引流中应用，不断地被大家接受。

有关EUS-BD，我想大家通过参考书、在大医院进修可以有一定的了解。

但是在实施EUS-BD时，对于每个病例的术前准备及理解是非常重要的，而且这并不是只要医师一个人清楚就可以的。

EUS-BD绝不是医师一个人就能单独完成的技术，与术者、助手、护士、放射线技师等很多人相关。

比如，在手术的时候，在手术室的所有与手术相关的人员，包括术者、助手、护士、麻醉医师等都要理解手术的内容、顺序等。

EUS-BD和手术是一样的。

我原来所在的医院有5名以上的医师可以操作EUS-BD，操作例数也已超过200例。因此EUS-BD的质量是非常高的，即使是这样，在术中出现什么问题，也需要通过术中讨论才能获得最佳的效果。

但是，现在我所在的医院刚刚引入EUS-BD，助手也不是医师，是由内镜技师担任。因此，在EUS-BD开展之前进行了EUS-BD的学习会、附件的使用说明讨论等，而且现在依然会针对每一例患者进行深入的术前讨论（图78.1）。

就这样，我来到这里已经9个月，完成了10例EUS-BD，都是安全完成的，没有出现大的差错。

EUS-BD是胆胰内镜医师一定要掌握的一项技术，这一操作不是单靠一个人完成的。希望大家都知道术前的准备工作是非常重要的。

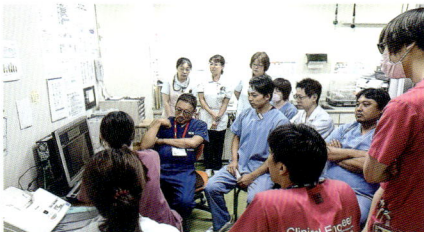

图78.1 医师、护士、技师等参加针对EUS-BD进行的病例讨论

EUS-BD 时，扩张器的目的不仅仅是扩张！

Tr

Treatment
Tips

奥园彻（仙台厚生医院 消化内科）

近年来，EUS-BD 的应用越来越广泛，你是不是遇到过意外情况呢？

我们一般会在穿过胆管壁（包括胆囊）放置支架时紧张。金属支架及塑料支架本身或者推送器比较硬，如果导丝稍微打弯就不能顺利通过管壁。可能大家会想紧贴消化道壁和胆管壁就可以了，但是实际上是不一样的。过去我们也经历过通电扩张器通过管壁，支架却过不去的情况，这应该是 GW 和支架的轴发生了偏移的结果。

解决这一问题的方法是使用非通电 ES 扩张器（锡安医学公司）。个人认为这种扩张器的优势是硬度（视频 79.1）。

当我们把 ES 扩张器通过打弯的 GW 时，希望插入的方向（图 79.1 黄色箭头）和扩张器的轴会发生偏离（图 79.1 红色箭头），使扩张器不能通过。

出现这种情况的原因是 GW 的形态问题。如果可以很好地推进扩张器，保持刺入状态（图 79.2）时的内镜和 GW 的形态（图 79.3），任何支架都会顺利通过（图 79.4）。当然，这需要术者一边吸引一边观察透视图像，以避免内镜的形状发生改变。

当你遇到扩张器顺利扩张，而支架推进不畅时，可以尝试一下上述方法。

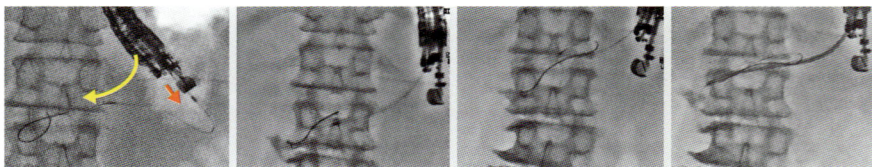

图 79.1 在打弯的 GW 下插入 ES 扩张器

图 79.2 推进扩张器，刺入状态下的内镜形态

图 79.3 推进扩张器时，刺入状态的扩张器，与插入时相同状态的 GW

图 79.4 保持刺入状态的内镜形态与 GW 的形态，可以使任何支架都能顺利通过

MOVIE

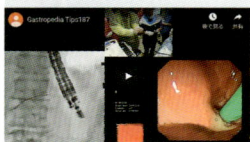

视频 79.1 插入硬的扩张器，如果内镜、GW 的形状不发生变化，就可以使支架留置更容易

EUS-CDS、刻度钳和我

川口真矢（静冈县立综合医院 肝胆胰内科）

　　超声内镜引导胆总管十二指肠吻合术（endoscopic ultrasound-guided choledochoduodenostomy，EUS-CDS）作为梗阻性黄疸的减轻黄疸的治疗方法正在被快速普及。

　　在释放支架后支架尾部朝向胃的方向时，如果不予处理，有可能造成食物残渣进入支架引起胆管炎及支架闭塞，因此需要把支架的朝向变成肛侧方向。

　　当支架在十二指肠内伸出过长时，改变支架的方向会比较困难，这时候，大家是如何处理的呢？

　　这次给大家介绍一种解决方法。

　　更换装有透明帽的直视镜，一边观察十二指肠造瘘口，一边使用刻度钳。由于刻度钳的前端刻度部分是柔软的，可以顺着支架的形态弯曲，另外刻度钳的腰身也有一定支撑力，这些有助于将支架朝向改变成朝向肛侧的方向（图80.1，图80.2）。

　　这样可以避免盲目操作，最大限度地预防支架向胆管内及十二指肠方向移位。

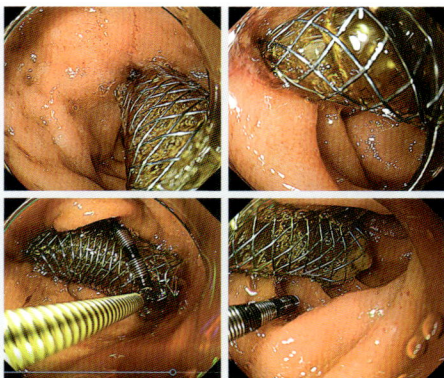

图 80.1　内镜图像

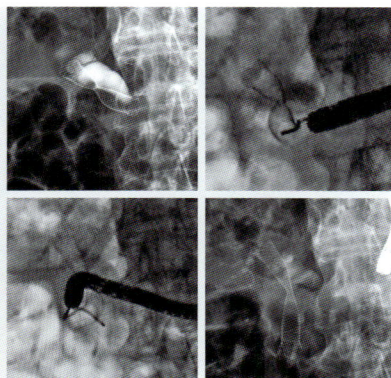

图 80.2　透视图像

插管、全身麻醉、仰卧位下的 ERCP

Tr
Treatment
Tips

滨中润（横滨南共济医院 消化内科）

一般在我们医院，实施 ERCP 时患者多采用俯卧位或左侧卧位，脸朝向右侧，术者站在患者右侧进行操作。

你是不是遇到过使用咪达唑仑和丙泊酚等药物麻醉却不能获得理想的镇静效果，患者出现频繁体动，或者睡眠呼吸暂停综合征患者的舌根后坠，不好管理呼吸的情况呢？

这种情况下，可以请麻醉医师来帮助，在全身麻醉下仰卧位做 ERCP（图 81.1）。

这样可以通过气管插管保障呼吸道，没有误吸的风险，当然出现大的体动的可能性也低。

在进侧视镜的时候，由于气管插管会从侧方推内镜，更容易通过梨状窝。

当内镜正对着乳头时，术者的位置是朝向患者后背，但是不会对内镜的操作及处置产生影响。

屈曲患者的一侧膝盖进行体位变换，可以在透视下随意旋转观察肝内胆管。

大家可以尝试一下插管、全身麻醉、仰卧位下的 ERCP。

一项研究结果显示，行 ERCP 过程中患者在不同体位下的 ERCP 效果没有差别。

参考文献

[1] Tringali A, et al. No difference between supine and prone position for ERCP in conscious sedat- ed patients: a prospective randomized study. Endoscopy 40（2）: 93-97, 2008

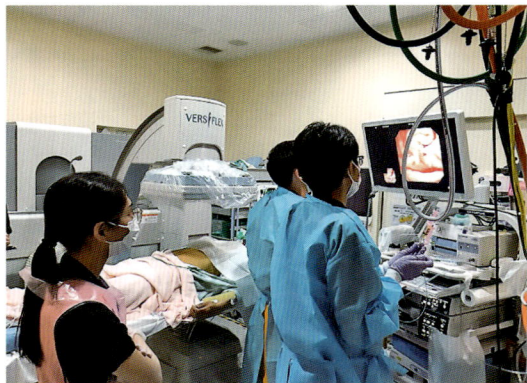

图 81.1　插管、全身麻醉、仰卧位下的 ERCP

ERCP 困难或遇到问题时的绝招
——经鼻内镜用活检钳

小林阳介（圣隶浜松医院 消化内科）

在 ERCP 时，有时会由于不能达到治疗目的而焦急。

比如，憩室造成胆管插管困难、乳头稍微偏离、胆管靶向活检不顺利……

有什么好的方法吗?

这时候推荐采用经鼻内镜用活检钳（细活检钳，图 82.1）。

经鼻内镜用活检钳的口径较细，但还有一定的硬度，有时候在 ERCP 中是非常实用的。

如果你能记住这个在遇到困难时的绝招，那就太好了。

例 1　插管困难时的"爱之手"。

主乳头隐藏在憩室内，难以直视，将造影导管下压可以观察到……见图 82.2。

用活检钳压下去，保持直视主乳头，插入造影导管成功（图 82.3）。

例 2　肝门部胆管活检的"绝招"。

活检 B4 分支部分（图 82.4）。

参考文献

[1] Fujita N, et al. ERCP for intradiverticular papilla: two-devices-in-one-channel method. Endoscopic Retrograde Cholangiopancreatography. Gastro- intest Endosc 48: 517-520, 1998

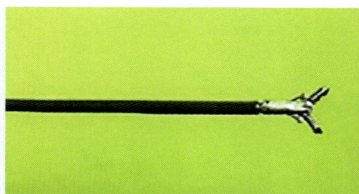

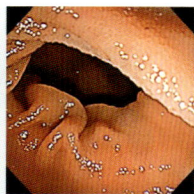

图 82.1　EndoJaw, FB-231K（奥林巴斯公司）

图 82.2　主乳头隐藏在憩室内，难以直视，将造影导管下压就可以观察到……

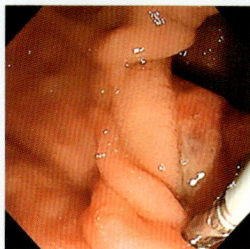

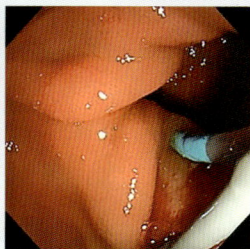

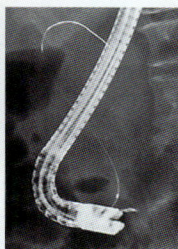

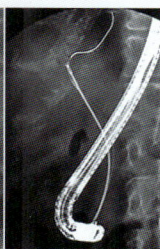

图 82.3　用活检钳压下去，保持直视主乳头，插入造影导管成功

图 82.4　活检 B4 分支部分

用手推的 EPLBD

土井晋平（帝京大学医学部附属沟口医院 消化内科）

EPLBD 是继 EST、EPBD 后出现的新的处理十二指肠乳头的技术。

15 mm 以上的比较大的结石是 EPLBD 很好的适应证，与 EST 比较，治疗的有效性、安全性略胜一筹，近年来被广泛使用。

EPLBD 时，一般是采用气泵来扩张球囊，现在我想给大家推荐手推法扩张球囊的"推法"。

实际操作就是在 20 ml 注射器内充满稀释 1/3~1/2 的造影剂，并直接连接到球囊。

手推法的优点是不用气泵，不需要花时间准备，成本也可降低。

另外，可以快速在球囊膨胀和回缩之间切换，控制球囊的大小也容易，球囊不易滑脱，可降低保持球囊位置的难度。

问题是不知道实际上用了多大的压力。

我们用气压计测量了手推的压力。使用 20 ml 的注射器，如果使用手掌推，压力在 4~6 个标准大气压（1 个标准大气压 =101.325 kPa），个体差异较大（图 83.1），用拇指压，一般压力是在 2~3 个大气压范围（图 83.2）。

实际上，扩张乳头大部分需要 2 个标准大气压左右的压力就足够了，因此从推力的角度讲，使用拇指推的力量做标准就可以了。

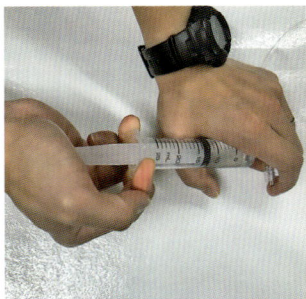

图 83.1　用手掌全力推，有 4~6 个标准大气压的压力，个体差异大

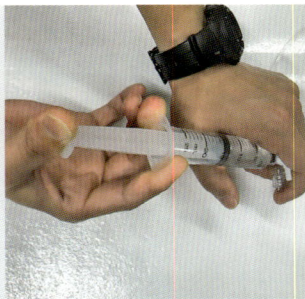

图 83.2　用拇指压，谁推也都是 3 个标准大气压以内的压力

夹闭乳头切除术后的组织夹，用 EUS 内镜更完美！

肱冈范（国立癌症研究中心中央医院 肝胆胰内科）

Tr
Treatment
Tips

· 由于经内镜乳头切除术（乳头切除术）术后的溃疡面暴露于胆汁及胰液，出现出血的概率高。而且一旦发生了出血，止血也很困难。

· 用侧视镜容易损坏组织夹，也容易处于切线位，不好夹闭组织夹。真希望能有前斜视镜，但是没有……

· 如果有可能，希望在出血前闭合创面，但是很难，有时候要赌一把或者就听天由命？

大家对乳头切除可能会有这些印象，但是，且慢！

有和前斜视镜视野方向一样的内镜，那就是扇扫 EUS 内镜（GIF TYPE UCT260，奥林巴斯）。其视野方向为 55°，和前斜视镜 GIF TYPE KH260（奥林巴斯）的 45° 有相似的视野。

具体方法如下（图 84.1，图 84.2）。

①用侧视镜实施乳头切除术，回收标本后更换为 EUS 内镜。

②在拉直状态下观察乳头，在俯视下于乳头肛侧夹闭 2~3 个组织夹（容易出血的是乳头肛侧缘。另外，夹闭口侧会妨碍胰管支架置入，夹闭 2~3 个就足够了）。

③再次更换成侧视镜，留置胆胰管支架后结束操作。

注意：在放好支架后夹闭组织夹，由于溃疡面逐渐开大，不能很好地夹闭。因此，尽量在切除后溃疡面处于收缩状态下尽早夹闭。

大家有机会可以试一下。

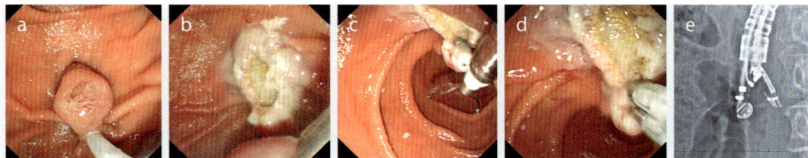

图 84.1　a. 对十二指肠乳头腺瘤的圈套；b. 乳头切除后（侧视镜）；c.UCT260 的视野；d、e. 用 UCT260 夹闭组织夹

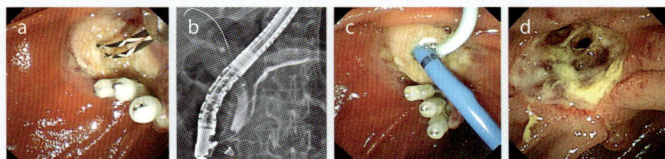

图 84.2　a、b. 胆胰管内的导丝（侧视镜）；c. 胆胰管内的支架（侧视镜）；d.1 周后夹闭部分已闭合

调整 EST 的切开方向

小野道洋（制铁纪念室兰医院 消化内科、血液肿瘤科）

EST 的正确切开方向是 10~12 点方向。

但是做过 ERCP 的医师都很清楚，有时候刀冲着 1~2 点方向，不好朝向理想方向。

这时候大家是如何调整的呢？

我想最多的方法应该是"反张法"。大多数病例可以采用这一方法解决，但是通过调整内镜也可以改变刀的方向。

具体为"边左旋内镜边进镜"（视频 85.1）。

通过这一操作，内镜可以进到十二指肠上角，但是由于内镜在胃内打弯，最终内镜会慢慢地退出。

由于打了向左的钮，所以刀头就会朝向 10~12 点方向。

①刀要稍微向深部插入，避免脱落。

②一边左旋小钮一边推进内镜。

③用向下打钮的方法保持与乳头的距离。

④调整乳头到画面中央偏下的位置。

⑤边上抬抬钳器边切开。

困难的时候可以试一下。

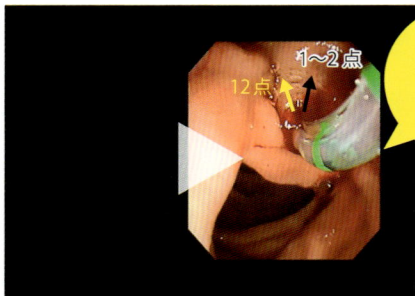

视频 85.1　通过操作内镜调整刀的方向

拔出胆管内塑料支架的技巧

原田亮（冈山红十字医院 消化内科）

对于肝门部胆管狭窄的病例大家会放什么支架呢？

当然，由于狭窄的良恶性，放置的支架是不同的。

我们医院处在冈山地区，即使是恶性狭窄，治疗开始的时候原则上使用塑料支架。

最近在指南中推荐使用金属支架，但是我们也有放置胆管内塑料支架维持长时间开放的病例。

为此，我们开始研究当胆管内塑料支架闭塞时更换金属支架的方法，以便可以很轻松地更换胆管内塑料支架。

一般的医院，助手经常是由不熟练的 ERCP 护士或者医师担任，遇到留置金属支架或者更换闭塞的塑料支架困难的情况时，如果是胆管内塑料支架，也许找到支架会有困难。但是只要插入导丝，后面就简单了。

那么，会不会拔出困难呢？

对已经熟练使用的团队来说可以使用这样的方法，但是如果使用经验不多的团队一定要看一下视频86.1。

用奥林巴斯的 FG-44NR-1 抓取从乳头伸出的线，然后让助手旋转钳子，如果可以很漂亮地卷起，支架就可以从乳头露出。然后就可以继续这样拉出，也可以重新抓取后拉出。

如果有 2 根支架，想一根根拔出，可以把 2 根支架都拉出乳头后再拔出。

过去，这个线经常断，最近经过改良后线不会轻易断。大家一定要试一试。

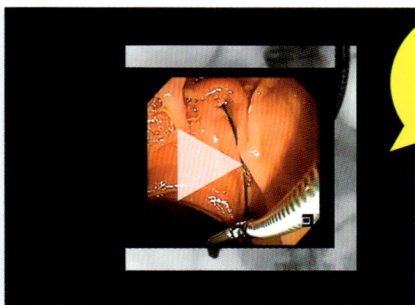

视频 86.1　胆管内塑料支架

用"爱护性"拔出覆膜金属支架

谷坂优树（埼玉医科大学国际医疗中心 消化内科）

Tr
Treatment
Tips

在对非可切除远端恶性胆管狭窄（胆管癌和胰腺癌）引起的梗阻性黄疸进行内镜下引流时，是不是更多的医师选择留置金属支架，以求获得更长的通畅时间呢？

这时候，防止支架闭塞等措施是很重要的。

如果是覆膜金属支架，可以经内镜拔出后更换新的金属支架。编织型金属支架用圈套器套住后可以收缩成直线，它就可以直接从活检钳道拔出（视频87.1）。

在我们医院，为了防止放置及放置支架后的支架短缩带来的问题，一般会放置激光雕琢型金属支架。

但是，激光雕琢型金属支架由于网眼之间是点状连接的结构，拔出的时候有可能断裂。因此，拔出支架需要用"爱护性"。

拔出激光雕琢型金属支架的时候，和编织型金属支架一样使用圈套器。但是，即使在收圈套器时支架也不会很快收缩，因此要像用网篮取胆总管结石一样，沿着胆总管轴的方向牵拉（内镜右旋+down+push）。要轻柔地重复几次，一点点拔出支架（视频87.2）。

无论是编织型金属支架还是激光雕琢型金属支架，在开始拔出的时候，需要先尝试拔出一点点，观察支架上端是否活动，然后再轻柔地拔出全部。这样的"爱护性"操作是非常重要的。

如果"爱护性"拔出不成功（需要非常用力）时，不要勉强，要改用另外的方法（如金属支架内放置塑料支架等）。

参考文献
[1] Togawa O, et al. Management of dysfunctional covered self-expandable metallic stents in patients with malignant distal biliary obstruction. J Gastroenterol 11: 1300-1307, 2013
[2] Tanisaka Y, et al. Endoscopic removal of la-ser-cut covered self-expandable metallic biliary stents: A report of six cases. Mol Clin Oncol 8: 269-273, 2018

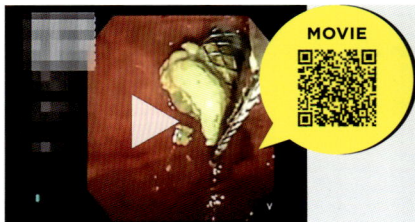

视频 87.1　覆膜金属支架（braided type，编织型）的拔出方法

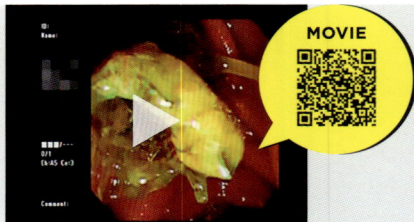

视频 87.2　激光雕琢型金属支架的拔出方法

塑料套圈的结扎方法

山田拓哉（大阪劳灾医院 消化内科）

塑料套圈不仅用于预防有蒂息肉切除时的出血，还可用于 ESD 术后闭合溃疡面，因此用于护理的情况也变多了。

在使用塑料套圈时，我想有些医师使用的是所谓的假结扎法（将套圈套住病变→推出外套管假结扎→边抽拉外套管边结扎）。

在最后的结扎环节，大家是不是遇到过由于套管的抽拉时机不合适造成结扎过松的情况呢？

这个时候，如果我们注意手持套圈的方法，也可以轻松结扎好，具体方法如下。

①用左手指尖夹持外套管，用左手掌（近腕部）固定手柄（图88.1a）。

②用右手牵拉手柄（图88.1b）。

掌握了就非常简单，请大家试一试。

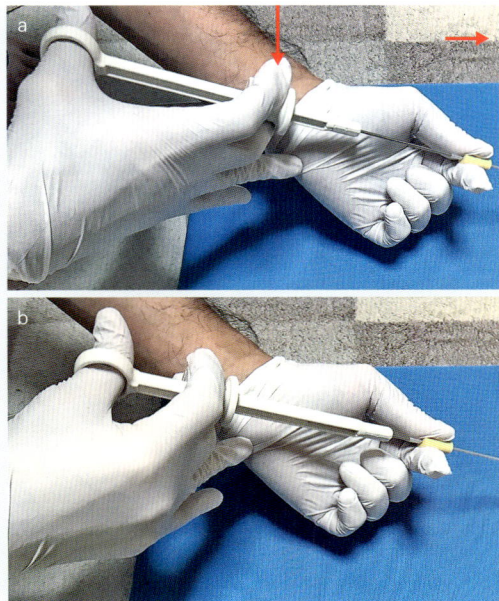

图88.1　结扎塑料套圈时的结扎方法

塑料套圈不好套扎时

立田哲也（弘前大学大学院医学研究科 消化血液内科）

Tr
Treatment
Tips

在日常的诊疗中，大家经常用塑料套圈套住有蒂息肉的根部后进行息肉切除术，以预防出血。

但是，当遇到内镜操作困难、息肉头过大、蒂虽然长却隐藏在皱襞后面不能被直视等情况时，很难将塑料套圈套在留有较好切除空间的位置上。

所谓的"假结扎法"是将套圈套到息肉蒂部后，为了避免套圈移动，一边用外套管固定，一边缓慢收紧套圈的方法（我们医院经常使用此法）。

但是偶尔会出现套圈和钩子纠缠在一起不能释放的情况。

此时，在息肉的根部先夹闭1~2个组织夹，并以此为支点，在组织夹的根部套扎塑料套圈（图89.1）。

由于预先夹闭组织夹，塑料套圈不会结扎在过于靠近息肉头部的位置，因此也可以预防由于套圈的脱落造成出血。

但是需要注意的是，如果息肉蒂部过短，采用这一方法会没有切除的空间。

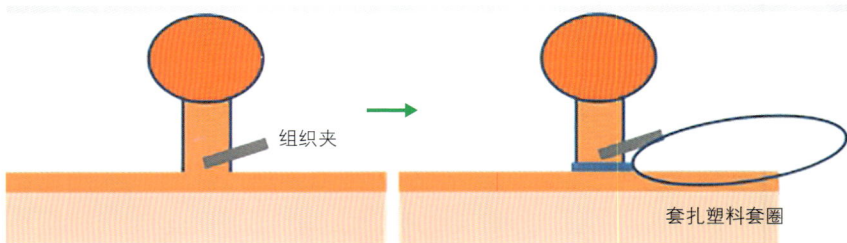

组织夹

套扎塑料套圈

图89.1　在息肉根部夹闭1~2个组织夹，并以此为支点，在根部套扎塑料套圈

治疗直肠下段癌术后难治性狭窄的 RIC

大濑良省三（佐久综合医院佐久医疗中心 消化内科）

Tr

Treatment
Tips

针对直肠下段癌的手术，包括肛门内括约肌切除术及低位前方切除术，具有保留肛门功能的优点，但是会造成术后吻合口狭窄。

对于术后吻合口狭窄，一般采用探条扩张术及内镜球囊扩张术（endoscopic balloon dilatation，EBD）等，但是难治性病例术后会出现反复再狭窄。

这时候可以试一下放射状切开术（radial incision and cutting，RIC）。

研究显示，RIC 用于食管癌治疗术后难治性狭窄的治疗是有效的，这一方法还可以用于直肠下段直肠癌术后吻合口狭窄的治疗。

操作方法和食管的 RIC 相同。

使用 IT 刀（奥林巴斯）对狭窄处进行放射状切开，然后将切开的几个部位连接起来，完成全周瘢痕组织的削除（图 90.1，图 90.2）。

最初可能会担心是不是切开过深，但是由于是以扩张为目的，可以鼓起勇气，切到内镜可以通过的程度。

对于用探条及 EBD 扩张后效果不好的直肠下段癌术后吻合口狭窄的病例，可以尝试一下 RIC。

参考文献

[1] Yano T, et al. Radial incision and cutting method for refractory stricture after nonsurgical treat- ment of esophageal cancer. Endoscopy 45：316–319, 2013

[2] Osera S, et al. Efficacy and safety of endoscopic radial incision and cutting for benign severe anastomotic stricture after surgery for lower rec- tal cancer（with video）. Gastrointest Endosc 81：770–773, 2015

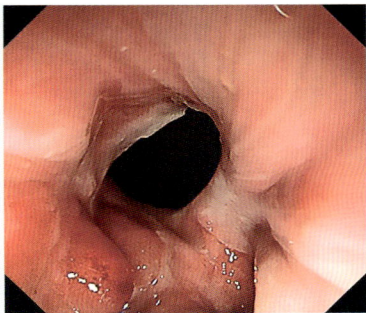

图 90.1　直肠下段癌低位前方切除术后的吻合口狭窄

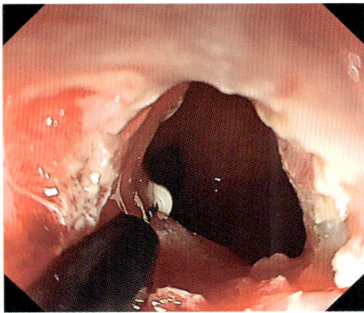

图 90.2　用 IT 刀放射状切开后，将切开部连起来，进行全周瘢痕组织切除

即使发生了穿孔，也要留下清晰的图像！

坂口贺基（东京大学医学部附属医院 消化内科）

能独立完成常规内镜检查及EMR技术成熟后，可开始进行ESD培训。但是，做得多了，难免会出现穿孔。

这里给大家介绍一下万一出现穿孔时的一些技巧。

①万一出现穿孔，应尽可能留下清晰的图像。

内镜医师为了避免穿孔，都会小心地进行ESD。但是，一旦出现穿孔，有的医师就呆立在那里。

呆立在那里穿孔也不会自己关闭！在呼叫上级医师的同时，要仔细观察穿孔，以制订对策。

另外，如果有可能，应留下清晰的图片。如果穿孔是还能够留下清晰的图片的程度，也许还可以保守治疗。

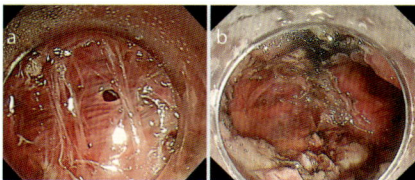

让我们看一下清晰的图片（图91.1）。

②ESD术中出现穿孔，不要马上闭合穿孔，继续剥离。

刚穿孔时，注意不要使穿孔扩大，将穿孔周围的黏膜下层剥离开，然后再闭合穿孔。

③用自己最熟悉的方法闭合创面。

用自己熟悉的方法闭合创面。我院首推组织夹闭合法，组织夹闭合不满意时用聚乙醇酸（PGA）贴膜和纤维蛋白胶覆盖（图91.2）。

穿孔是我们一定会遇到的并发症，虽然发生频率不高，但是如果处理不当，会造成严重后果。万一出现穿孔，不要慌张，请先留下清晰的照片，以便选择合适的治疗方法。

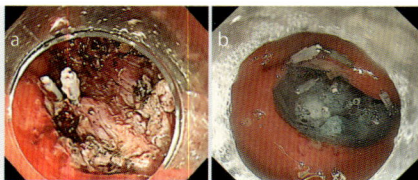

图91.1　a.胃的微小穿孔；b.Rs（直肠S段）的巨大穿孔。注意：如果出现不能保持视野的巨大穿孔，应直接请外科医师

图91.2　a.胃的微小穿孔用组织夹闭合；b.Rs的巨大穿孔用PGA覆盖

较严重的活动性出血，可以用内镜前端透明帽按压后平移来解决

下立雄一（仓敷中央医院　消化内科）

　　消化道出血的内镜止血是最能反映内镜医师能力的操作，这样说一点也不过分。

　　但是，当食管静脉曲张及结肠憩室等出血较严重的时候，难以确定准确的出血点。

　　这时候，如果内镜前端没有安装透明帽，可以拔出内镜，安装上透明帽。

　　安装透明帽时，要安装得稍微长一些，这是要点。

　　然后，静下心，将内镜插入出血部位。在估计为出血的部位将内镜透明帽压下去，用内镜注水泵清洗干净，然后使内镜平行于管壁面移动（图92.1）。到了出血点时会出现冒烟（狼烟）现象，这就是出血点。

　　在处理食管静脉曲张出血及结肠憩室出血时，如果用套扎治疗，在确认出血部位后就可以直接止血。

　　消化性溃疡出血采用这一方法时，需要用止血钳热凝固止血。采用本方法精准确认出血点并用止血钳夹闭出血点，可以减慢出血速度，进行有效的止血。

　　近年来也有采用 OS·1® 凝胶的凝胶浸没内镜检查判断出血部位的有效性报道，但是本方法简单，而且可以使用高频电止血，大家可以尝试一下。

参考文献

[1] Yano T, et al. Gel immersion endoscopy: a novel method to secure the visual field during endos‑ copy in bleeding patients (with videos). Gastro‑ intest Endosc 83; 809·811, 2016

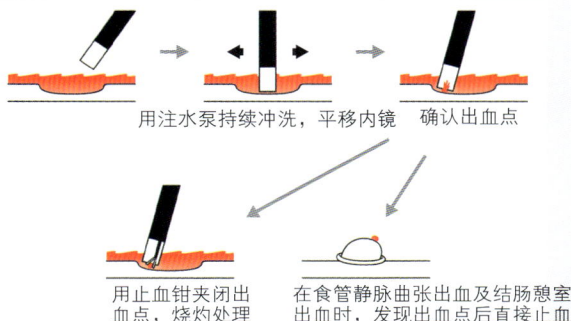

用注水泵持续冲洗，平移内镜　　确认出血点

用止血钳夹闭出血点，烧灼处理

在食管静脉曲张出血及结肠憩室出血时，发现出血点后直接止血

图92.1　内镜前端透明帽按压后平移的止血顺序

下消化道出血行急诊内镜检查时可将 PEG 溶液放入注水泵中！

Tr

Treatment
Tips

宫垣亚纪（东京 bay·浦安市川医疗中心 消化内科）

随着高龄、服用抗血小板药物及抗凝药物患者的增加，由于憩室出血等下消化道出血的急诊内镜检查逐渐增加。

在值班的时候，听到急诊医师说"下消化道出血，升结肠有造影剂外溢"时是不是感觉很痛苦？

如果有造影剂外溢，有些医院选择介入放射学处理，但是也有不少医院是内镜优先。如果生命体征平稳，我们还是希望在做好肠道准备后进行全结肠镜检查，但是，很多时候并不是这样的。

在不能进行肠道准备时，可以将注水泵内的水更换成聚乙二醇（polyethylene glycol，PEG）溶液，这样可以容易地将沾在肠管壁的血液清洗干净，进镜及观察也会更轻松一些。

进镜的要点是一直开着注水泵，到达回盲部或目标部位后，应一边吸引一边观察。

然后就是用心查找出血部位了。

图 93.1 是用普通水，图 93.2 是使用 PEG 溶液。

能够将肠管清洁到这个程度，即使不能明确出血部位，当再次发生出血时，也容易判断是肠管内残留的血还是新出的血。

这个方法不需要准备特别的器材，大家可以尝试一下。

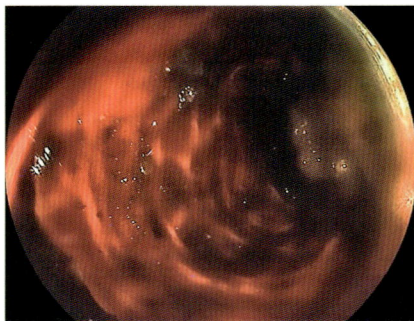

图 93.1　管壁附着血液，镜头也被弄脏，画面暗

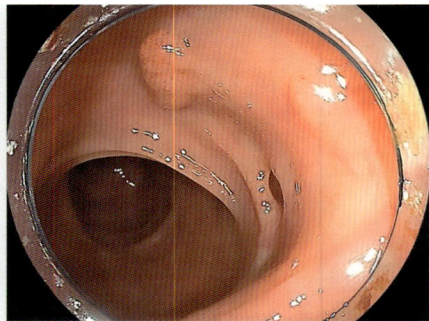

图 93.2　附着的血液被清除，可以清楚地观察

内镜止血时再努力一下

大森银治（制铁纪念室兰医院　消化内科）
南伸弥（王子综合医院　消化内科）

Tr

Treatment
Tips

你有没有经历过胃溃疡出血，明明做了止血处理，夜间却再次出血的情况呢？

内镜止血术的要点是直截了当，将血凝块移开，露出责任血管。

请看图 94.1。看起来是血凝块覆盖溃疡底部，没有活动性出血。

止血经验少的医师会认为出血停止了，或者害怕止血操作会引起再次出血，所以不把这样的血凝块拨开（如同不吵醒睡着的小孩一样）就结束检查。

但是，如果将这个血凝块去掉（可以用止血钳，圈套器也很好用），就会看到溃疡底还有马上要出血的搏动的血管（图 94.2）。考虑是责任血管，接着就进行电凝止血了（图 94.3）。

能否准确识别责任血管，并精准地烧灼止血，这关乎患者的性命，也决定医师能不能睡个好觉。

这是有软的血凝块附着的病例，像图 94.4 一样，有硬的血凝块附着的病例也会有相同的情况。

因此，不要顾忌止血操作可能造成出血的风险，要把血凝块彻底拨下来（尤其是对于内镜检查后再出血可能导致生命危险的高龄者、合并症多的患者）。

顺便介绍一下，在《消化性溃疡诊疗指南 2015》以及《美国消化病学会指南》中均有这方面的阐述。

覆有血凝块的溃疡是 Forrest 分类的 Ⅱb，这样的患者是内镜止血术的适应证。

希望以上内容对大家的日常诊疗有所帮助。

参考文献

[1] Laine L, et al. Management of patients with ulcer bleeding. Am J Gastroenterol 107：345–360, 2011

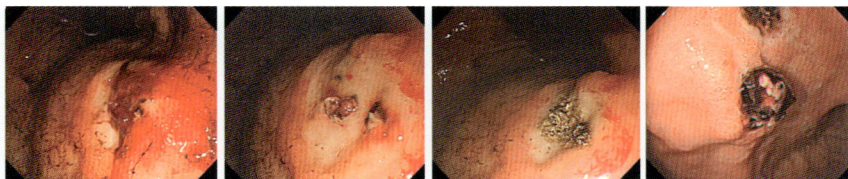

图 94.1　血凝块 1 例。看起来是血凝块覆盖溃疡底部，没有活动性出血

图 94.2　溃疡底发现马上要出血的搏动的血管

图 94.3　考虑为责任血管，并进行烧灼

图 94.4　另一个血凝块病例

经内镜异物取出术的帮手

德山信行（东京精查医院 消化内科）

Tr

Treatment
Tips

消化道异物是消化内科医师常遇到的急症之一，如果非手术取不出来及出现穿孔，移位、脓肿形成，则需要外科手术治疗。

取异物的工具有异物钳（鳄鱼口型、"V"字鳄鱼口型、橡胶型等）、三爪钳、圈套器、回收网、网篮等。

预防消化道损伤的附件包括外套管、前端透明帽、安装球囊（经内镜硬化治疗球囊）等。

但是，你是不是遇到过异物比外套管、透明帽直径大，且异物锐利难以取出的情况呢？

这时候，用妇科超声用的探头套罩在内镜前端，将异物拉进探头套内，就可以安全地取出异物。这一方法不需要使用外套管。

也有使用手套的方法，但是妇科超声用探头套不容易破，且用法简单。

操作顺序如下。

①切掉部分探头套的顶部（图95.1）。

②用胶布将探头套固定在内镜前端（不要弄错方向）（图95.2）。

③翻开探头套（图95.3）。

④插入内镜，找到异物。

⑤将探头套展开，避免影响视野（拔出时探头套应展开，如果不容易展开，可以通过进出内镜将其展开）。

⑥用异物钳和活检钳抓取异物。

⑦将异物拉入探头套内后，直接拔出内镜（图95.4）。

让人放心、安全的冈本可以作为取出异物的帮手，大家可以试一下。

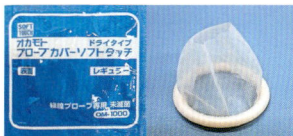

图 95.1 探头套

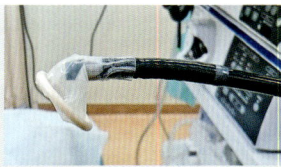

图 95.2 用胶布将探头套固定于内镜前端（不要弄错方向）

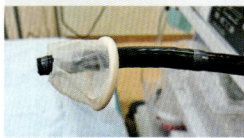

图 95.3 翻开探头套

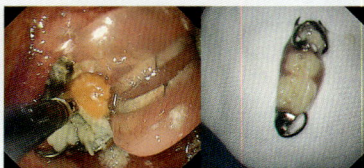

图 95.4 将异物拉入探头套内后，直接拔出内镜

用 DBE 取出小肠异物

平川昌宏（北海道癌症中心 消化内科）

Tr

Treatment
Tips

小肠异物的病例不是很多，但偶尔会遇到。

大多数的小肠异物可以自然排出，因此往往会观察治疗。

但是，当异物有可能造成穿孔、停留、难以自然排出、有可能造成肠梗阻、异物内容物泄漏到消化道对人体造成严重影响等则需要考虑经内镜取出。

这里介绍一下采用双气囊小肠镜（double balloon endoscopy，DBE）回收屈氏韧带远端小肠异物的方法。

一般情况下，回收前端不锋利的异物不会有什么问题，但是回收钉子等前端锋利的异物时，在退镜的过程中要注意避免损伤消化道黏膜。

因此，我们把原来用橡皮圈固定的内镜前端的球囊改成用尼龙绳和胶带固定（图 96.1）。

这样做就可以将外套管从内镜前端推出，回收异物时可以将异物收到外套管内（图 96.2）。

在回收锋利的小肠异物时，大家可以试一下这个方法。

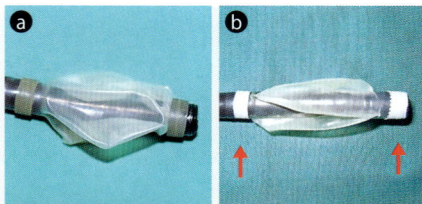

图 96.1　a. 一般是用橡皮圈固定内镜侧的球囊；b. 用尼龙绳固定内镜侧的球囊，再用胶带覆盖

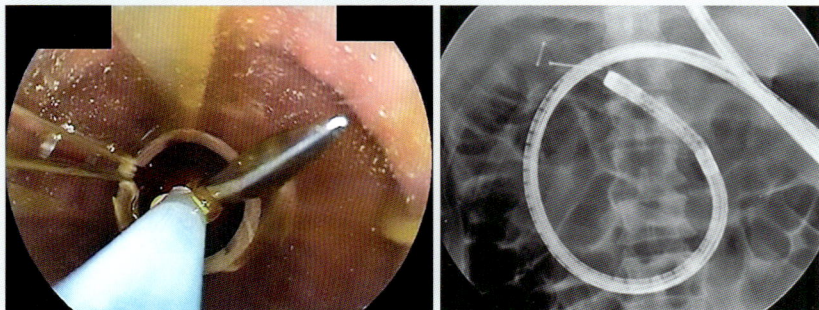

图 96.2　将外套管伸出内镜前端，将异物收入外套管

心态的培养

Me

Mental
Attitude Tips

内镜检查时要用足量的"语言麻醉"！

Me

Mental
Attitude Tips

冈本耕一（德岛大学医院 消化内科）

你在内镜检查过程中有没有使用足量的"语言麻醉"呢？

在内镜检查中问患者"这样可以吗"，以及轻柔地抚摸患者的肩膀和后背都是很重要的。

在这里介绍一下我的"语言麻醉"的要点（表97.1）。

举例：上消化道内镜检查（经口）。

①内镜检查前要和患者讲："用鼻子吸气，像叹气一样用嘴呼气。呼气时稍用力身体会轻松一些。在检查中如果感觉不舒服，请将注意力集中到呼吸上""用力呼气"。

②通过食管入口后，应和患者讲："现在最难过的时候过去了，稍微安静下来，最重要的是不要着急，要好好呼气""配合得很好""肩膀要放松"。

③进入十二指肠时应和患者讲："会感觉到胃下方稍微被压，到了第2个难受的地方了，请坚持一下"。

④回到胃窦部应和患者讲："已经完成一半以上了"。

⑤反转观察结束，回到顺镜观察时，应和患者讲："已经到最后了，再快速看一下胃内就结束，最后了"。

可以给患者讲上述内容的2倍以上的话。

最近随着医疗技术和器材的更新，出现了具备高清、图像增强、放大功能的新内镜系统及内镜，还有 AI 技术，这些使内镜诊断及治疗有了很大的进步，也许最后留给内镜医师很重要的功能就是这部分（语言麻醉）吧。

表97.1	"语言麻醉"手册
・药品名	①为患者说明的语言 ②说明检查情况的语言 ③使患者放松的语言 ④能带给患者安全感的语言 ⑤能给予患者勇气的语言 ⑥赞美的语言等 推荐联合使用
・剂量	足量
・禁忌	对你有过敏史的患者

善书者也要挑笔

藤泽真理子（日本大学 消化及肝脏内科）

M_e

Mental
Attitude Tips

刚开始做内镜检查的时候，经常困扰我的问题是回答护士"用哪根镜子？"

也有医师回答"哪个都可以"，但是，根据患者的体位及镜头清晰度，所需的检查条件会不同，因此还是讲究一下内镜的种类更好一些。

尤其是在 ESD 及止血的时候，不同种类的内镜会影响操作的难易度。在选择内镜时，要考虑以下要点：①前端硬性部的长度；②弯曲度；③镜头的焦点距离；④清晰度；⑤钳道的直径；⑥粗细。尤其是②，每一根镜子都不同，最好的方法是自己亲自试一试。

图 98.1 是我院使用的内镜的前端硬性部在 full up/full left 镜角下的弯曲状况。编号是按照内镜发售年代的顺序排列，同样号码的是同一种内镜。

大家看怎么样？各自的弯曲角度都有不同。

但是，并不是弯曲成小的紧凑型内镜就一定好，在贲门部、胃角、胃角背侧、十二指肠球等部位使用紧凑型内镜好一些，但是有的病变在小弯、部分大弯，前端硬性部长的内镜更容易接近。我个人是按照图 98.2 的原则选择内镜。

像这样，选择内镜的讲究是没有尽头的，如果你还没有关注这个问题，那么从明天开始，在检查、诊疗之前一定要好好观察内镜，内镜检查从观察内镜开始入手。

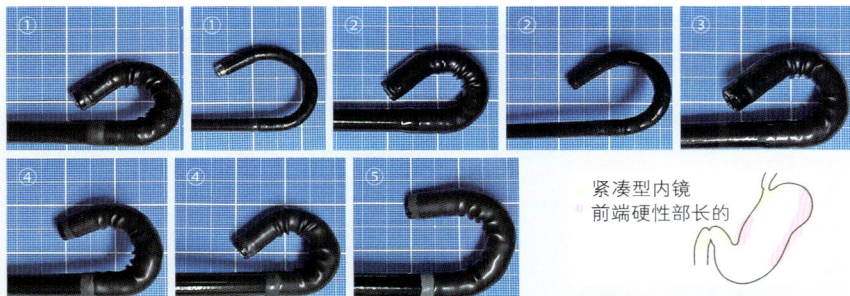

图 98.1　我们医院使用的内镜的前端硬性部的弯曲状况（按发售年代顺序编号）

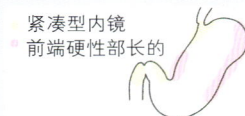

紧凑型内镜
前端硬性部长的

图 98.2　我的内镜选择

要详细书写 ERCP 报告！

M_e

Mental
Attitude Tips

山本夏代（国立国际医疗研究中心医院 消化内科）

　　希望熟练操作 ERCP！积累经验等于增加自己做术者的次数……其实并不是这样的。

　　应尽量详细书写内镜治疗报告（表 99.1），即使经验少，珍惜每一例患者也会让你掌握的知识越来越多。这不仅是为了自己，对学习同样技术的后辈们的学习也会有所帮助。

　　这样做虽然花费时间，但是还是要努力一下。

　　报告要点如下。

　　① ERCP 的目的、术者、助手、使用药物及时间。

　　②造影所见及 ERCP 诊断。

　　③使用的导丝（GW）、刀、网篮、支架等。选择这些附件的理由是治疗 ERCP 中，附件相关知识也是包含在技能里。一定要把商品名及大小也记录下来。

　　④操作的顺序。放置数根支架时，顺序很重要。

　　⑤哪个步骤遇到了困难，是如何解决的，如不能通过狭窄而更换了GW、更换了术者及助手、自己未能完成而交给上级医师等。

　　写完报告，还要再次确认 X 线片是否清楚，是不是在合适的时机拍的。

表 99.1　实际报告 1 例

目的	中度胆管炎，急诊引流
使用药物	术前使用哌替啶 35 mg+ 地西泮 10 mg，未使用解痉灵
时间	检查时间 10 分钟
术者	山本；助手：今村、福本
治疗内容	1. 插入内镜，胃内有残渣，更换体位，确认幽门并插入 2. 乳头正常，无憩室旁乳头。用 MTW+Jagwire 插管 1 分钟 2 次，未插入胰管。导丝引导插管，用少量造影剂确认胆管，避免增高胆管内压力 3. 吸引的胆汁为绿色，送检培养。怀疑有胆汁感染，决定仅做引流。CT 下见胆囊管从胆管胰头部汇入，导丝容易进入胆囊管。向右转内镜，顺利插入胆管 4. 由于服用抗血栓药物，未行 EST，代之选择细的支架。放置 7Fr 7 cm Flexima 支架。只有在放置支架时，助手由今村换成福本 5. 确认胆汁流出后拔出内镜
备注	拟更换肝素，热退后取石

画图法

竹中完（近畿大学医学部 消化内科）

M e

Mental
Attitude Tips

観察技巧 O

診断技巧 D

治疗技巧 T

心态的培养 M

传奇一代 的分享 L

　　ERCP 的大前提包括插管失败就什么也不能做等，插管方法有很多。

　　现场的判断当然是重要的，但是如果能事先知道这个病例的乳头形状、有无憩室、胆胰管图像会怎么样呢？如果能事先熟悉包括选择附件在内的胆管插管的初步信息，胆管插管的成功率会有所增加。

　　对大多数病例来说，这可以通过上次 ERCP 的内镜图像、X 线图像、录像等实现。即使是第一次做 ERCP 的病例，通过 MRCP 和 CT 图像也可以在一定程度上事先有个预判（图100.1a）。在我们医院，尤其是年轻医师，为了把这种做法灌输到内心，引入了画图法，即在 ERCP 前，在笔记本的左侧写 ERCP 的目的，记录事先能获得的所有信息后再进入检查阶段。

　　检查后，将此病例重新画图，一边一点一点地修正术前信息，一边指导操作医师。

　　给大家看的病例是插管困难乳头。让培训医师画的图如图 100.1b。

　　"怎么是这样！"一边吐槽一边修改图画进行指导，这些都记录在笔记本的右侧（图 100.1c）。

　　第二天再次翻开这一页，重新看，复习（图 100.1d）。

　　这个方法不仅适用于年轻医师，具有一定经验的医师也可以试一下。这样可以提高你的插管水平。

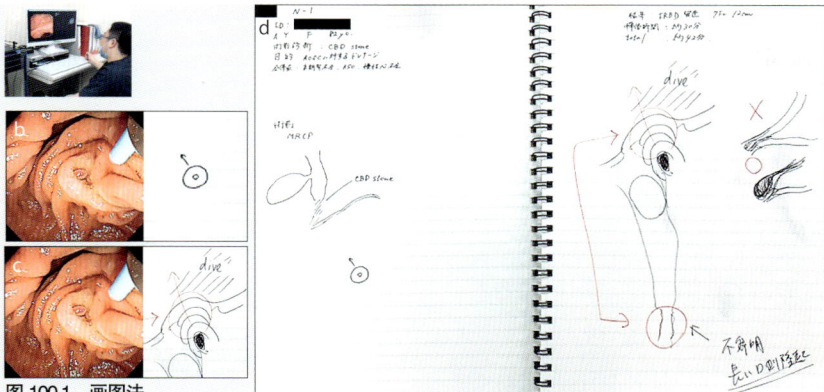

图 100.1　画图法

"传奇一代" 的分享

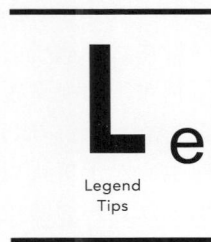

L e

Legend
Tips

活检诊断的陷阱
——活检诊断时不要盲目取活检

赤松泰次（长野县立信州医疗中心 内镜中心／健康管理中心）

活检作为非常有用的诊断法，近年来应用于很多脏器的诊断中。尤其是在消化道，在内镜检查后接着活检，可以比较简便、安全地获得组织标本，故被广泛使用。但是，在活检诊断中存在几个陷阱。内镜诊断和病理诊断不一致时，不要一味地盲目活检，要分析可能发生错误的原因。

1. 造成内镜诊断和活检组织学诊断不一致的原因（表 101.1）

①临床方面的因素：内镜诊断错误及传递给病理医师的信息不足（如病理申请书内容不全），活检部位不合适，活检标本过小或者不充分等是临床方面的问题。因此，临床医师要不断努力提高自身的内镜诊断能力，要准确、扼要地书写病理申请单，以向病理医师提供正确的临床信息。在活检时，要在合适的部位进行靶向活检，以获得目标组织。为了避免取得的标本不充分，尽量在直视病变的情况下，将活检钳相对于病变呈锐角（尽量接近垂直）轻压下去，以获得足够大的活检标本。对于胃体后壁及胃小弯等内镜难以直视的部位，推荐在内镜前端安装透明帽后再进行活检。

②病理方面的因素：活检诊断错误及活检诊断报告书记载的内容不准确。像临床医师有各自的专业一样，病理医师也有各自的专业。做活检病理诊断的医师不一定是消化道病理医师，他们对于一般的癌的诊断不会成为问题，但是对于低异型度高分化腺癌与再生性异型的鉴别会出现困难。对于中分化腺癌和炎症性肠病相关结肠癌等的诊断，如果不是消化道专业病理医师，有时候会难以做出正确的诊断。因此，我们有必要知道做诊断的病理医师是否是消化道专业病理医师。

③偶然的因素：除了拿错标本，病理申请单及活检组织诊断报告填写错误、玻片标记粘贴错误等也是造成内镜诊断与病理诊断不一致的原因。尤其是拿错标本，我迄今为止进行过多次报道，拿错标本有时候会造成重大的医疗过错。当怀疑拿错标本时，可以通过血型鉴定及DNA鉴定来识别。

这种个体识别法不仅限于消化道，也可以应用于其他脏器的标本中，已有在乳腺和肺应用的报道。

2. 内镜诊断和病理诊断不一致时的对策

步骤 1：首先和内镜上级医师一起重新看内镜图像，必要时再次行内镜检查并活检。

步骤 2：如果仍有疑问，要直接与活检诊断的病理医师面谈，一边看内镜图像一边重新看标本的显微镜下图片。

步骤 3：仍然有疑问时，请消化道病理方面造诣深的病理医师会诊，还要考虑拿错标本的可能性。

3. 给年轻内镜医师的建议

①平时要努力提高自身的内镜诊断能力。

②不要认为活检诊断是辅助诊断而盲目操作。

③掌握消化道病理知识，对于有疑问的病例也能自己进行活检标本的显微镜检查。

表 101.1　内镜诊断和病理诊断不一致的原因

1. 临床方面的原因
　　1）内镜诊断错误
　　2）传递给病理医师的信息不足
　　3）活检部位不合适
　　4）标本过小
　　5）活检组织被破坏多
2. 病理方面的原因
　　1）病理诊断错误
　　2）病理诊断报告书记载的内容不准确
3. 偶发的原因
　　1）拿错标本
　　2）病理申请单和病理诊断报告书写错误
　　3）病理切片标签粘贴错误

注：表格来自参考文献［1］。

参考文献

［1］赤松泰次.上手な生検採取のコツはこれだ！消化器内視鏡 23：80-83，2011
［2］赤松泰次，他.生検標本の取り違え事故防止.Gastroenterol Endosc 49：1722-1726，2007

"传奇一代"的简历

1980 年	信州大学医学部毕业
1989 年	信州大学第二内科助手
1995 年	信州大学附属医院光学医疗诊疗部副主任、副教授
1998 年	贝勒医学院（美国休斯顿市），以客座副教授身份留学
2002 年	信州大学附属医院内镜诊疗部副部长、副教授
2007 年	信州大学附属医院内镜内诊部部长
2010 年	长野县立须坂医院内科主任、内镜中心主任、教授
2012 年	长野县立须坂医院副院长、内镜中心主任
2017 年	长野县立信州医疗中心副院长、内镜中心主任（医院更名）
2020 年	长野县立信州医疗中心内镜中心主任、健康管理中心主任

图像不会撒谎!

——消化道诊断的基础是图像诊断和病例报告

有坂好史（日本生命医院消化内科 主任）

L e

Legend
Tips

消化道诊断是利用内镜、超声、CT、MRI、消化道造影等影像学手段最多的领域。消化内镜医师不仅要读取影像，还要拍摄图像，内镜治疗也是以图像诊断为前提，因此消化道诊断的基础是图像诊断。

1. 图像不会撒谎!

图像显示有异常一定是有原因的。将图像所见和手术及病理标本进行对比、验证，就可以明确图像上出现异常的原因。有不少病例让我们学习知识并感叹"原来如此!"。从图像看到的事实只有一个——图像绝不会撒谎。

2. 拍摄清晰的图像!

在发表病例报告、论文的时候，回头看过去的图像，总会有一些缺陷，很难找到令人满意的图像，常见的问题包括：①抖动及模糊的图像；②目标病变没有在图像中央；③背景图像的平衡性，内镜图像的亮度、反光、多重反射及噪点等方面的控制做得不够。因此，在平时就关注图像质量并进行拍摄是重要的，我们通过看提供的照片，就可以知道那个医院的内镜水平。

3. 脊柱要摆直

进行 ERCP 和消化道造影时，要把脊柱摆直后拍照，注意到这一点就可以获得非常标准的图像。

4. 不要过分依赖动画

"要是有动画就好了"，可能有人会这么想，但是用动画看一个个图像，会出现抖动、不清晰、看不见病变等现象，因此动画常常不能作为静态图像使用。拍摄动画时，也要考虑到呼吸引起的移动，关注病变位置和取景，在抖动少的方向和时机拍照是重要的。在呼吸急促时，提高帧速也是一个方法。

5. 图像要按照所见留取

图像一定要按照看到的原样留取。即便在书中有人写着是"白的"，有人说是"圆的"，但是黑的还是黑的，方的还是方的。要相信自己看到的。

6. 内镜医师的病理首先是大体病理!

图像诊断的终点是用病理去诊断图像看到的异常。内镜医师在术前看到的图像相当于病理的肉眼所见、切面像、切片图像，顶多是低倍放大像，是几乎和大体病理相同的放大倍率。因此，对于内镜医师来讲，首先需要知道大体病理所见。我想不少医师认为自己不擅长病理，认为显微镜下的显微病理组织学诊断以及免疫组化染色诊断是病理医师的工作，内镜医师不清楚也情有可原，不必担心。但是，肝胆胰的切除标本是立体结构，理解三维的位置关系并不容易。在取材图像和玻片图像的基础上，将一张张玻片联系起来，形成具有连续性的胆管、胰管、门脉、动静脉的位置关系，寻找术前图像与玻片上图像的对应关系，这样的对比是很重要的。如果能做到这点，就可以理解病理医师向临床医师反馈的目标部位的显微图像（病理组织学诊断）。这样学习病理，会使内镜检查变得更有意思。对于内镜医师来讲，病理并不是苦行，应该是图像诊断的精髓，让我们从大体病理开始克服对病理的厌烦吧。

7. 临床的基础是病例报告！

临床的基础是病例报告。采用大量的病例进行研究和数据积累只能是在大学附属医院和病例数多的医疗中心等开展。但是，不管是在什么样的医院，只要一直做内镜，就会遇到各种各样有趣的病例，就可以做病例报告。让我们坚持对临床的兴趣，从平时就开始做图像质量高的内镜检查，以拿出高水平的病例报告。

8. 最后是 AI 时代的内镜医师

在不久的将来我们有可能进行基于 AI 的图像诊断，但是内镜医师的工作依然不会消失。理由是 AI 所学的内镜图像中渗透着内镜医师的思想。图像是艺术，即使时代在变迁，我们依然要留下永不褪色的图像。

观察技巧 O。 诊断技巧 D。 治疗技巧 T。 心态的培养 M。

"传奇一代"的分享 L。

通过 EUS 广交朋友，开发新的治疗方法

Le

Legend
Tips

入泽笃志 [独协医科大学医学部内科学（消化）教研室 主任教授]

现在，我在胆胰领域多少也是被大家认可的，但是门静脉高压症对我而言也是很重要的领域。在我的专业生涯中，说将这两个领域联系起来的是 EUS 一点也不过分。

在这里给大家介绍一下我通过 EUS 结识到的各专业人士并研发的一个治疗方法。

我于 1989 年毕业于独协医科大学，同年进入福岛县立医科大学第 2 教研室，在那里遇到在食管 - 胃静脉曲张领域非常活跃的小原胜敏先生，学习了以静脉曲张为主，包括胆胰在内的广泛领域的消化内镜诊疗。

到了 1997 年 11 月末，我参加第 54 次日本消化内镜学会，偶然看到一本第二年美国 DDW 的小册子。那时我正在写有关食管静脉曲张 EUS 诊断的文章，就把这篇文章投了出去，所幸被采用，就很兴奋地到了美国。在发表当日我站在了壁报前，有个印度人笑眯眯地靠近我说"做了很好的工作啊"，然后交换名片就告别了。我当时觉得他是一位谜一样的印度人，也没有留下特别的印象。回国 2 周后，那个谜一样的印度人 Bhutani 博士寄过来厚厚的一个信封，里面有他的有关 EUS 的论文，信中附带写道："如果对这些内容感兴趣，要不要来美国一起做研究呢？"这对于想寻找新的研究项目的我来讲，他的研究领域"介入超声内镜"是非常有吸引力的，因此，我于 2000 年赴 Bhutani 博士领导的美国佛罗里达大学超声内镜中心留学，学到了几乎全部的介入超声内镜技术后回日本。

在我回国的时候，日本的介入超声内镜仅限于几个医院实施。我和科室的同事一起将这些新的 EUS 相关研究结果发表于国内外，并结识了可以称为 EUS 巨匠的国内外前辈及同龄的内镜医师们，人脉逐渐变得更广。从此，我的主攻专业就转移到了胆胰领域。

在日本介入超声内镜已经相当普及的 2013 年 8 月，我接到土耳其的 Bektas 博士的邀请，参加了食管 - 胃底静脉曲张诊断及治疗的现场演示，这是和 Bektas 博士关系亲密的 Bhutani 博士推荐的。即使我的专业那时已经转到了胆胰领域，但是静脉曲张对我来说仍是非常重要的

观察技巧 Ob

诊断技巧 Di

治疗技巧 Tr

心态的培养 Me

「传奇一代」的分享 Le

领域，因此我非常欣喜地参加了那次会议。在这个会议上遇到了另外一位被邀请的医师，那就是 Romero Castro 博士，这一次的相遇改变了我的命运。

我看到这位医师实施的胃静脉曲张 EUS 下弹簧圈置入术后感到很震撼。"这不就是在日本只有我能做的治疗吗？"带着兴奋的心情回国，马上着手开始投入实践。我想把在日本进行的将乙醇胺油酸酯注射到食管曲张静脉的硬化疗法应用到 EUS 下弹簧圈置入术中，以创造新的治疗方法，我把这个方法命名为基于硬化疗法的 EUS 下弹簧圈置入术（EUS-guided coil deployment with sclerotherapy）（图 103.1），并在福岛县立医科大学会津医疗中心实施了 8 例治疗，目前该疗法正在独协医科大学持续推广。

"学习静脉曲张的治疗→学习 EUS →学习介入 EUS →实践胆胰疾病介入 EUS →创造介入 EUS 下静脉曲张的治疗方法"。现在回头看看，即使这些是不同的领域，但是通过 EUS 可将这些不同的领域紧密地联系起来，这也是通过 EUS 遇见各种人的缘故。

如果你有很大的梦想及期望，就要从行动开始，要从自己的圈子里迈出第一步。虽然不知道这一步是偶然还是必然，但是有可能有新的收获。要"不断寻求，不断敲门"，要不断向前，寻求新的遇见。

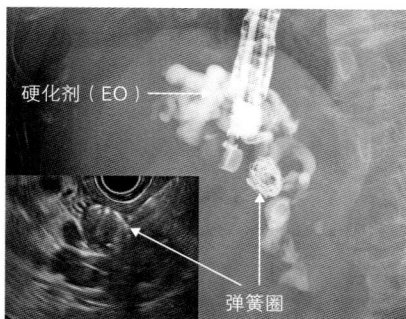

硬化剂（EO）

弹簧圈

图 103.1　基于硬化疗法的 EUS 下弹簧圈置入术

参考文献

[1] Irisawa A, et al. Endoscopic ultrasound-guided coil deployment with sclerotherapy isolated gastric varices：Case series of feasibility, safety and long-term follow-up. Dig Endosc 32：1100– 1104, 2020

"传奇一代"的简历

1989 年	独协医科大学医学部毕业
1989 年	福岛县立医科大学医学部内科学第 2 教研室研修医师
2000 年	美国佛罗里达大学圣德医院超声内镜科客座教师
2007 年	福岛县立医科大学医学部内科学第 2 教研室准教授
2013 年	福岛县立医科大学会津医疗中心消化内科学教授
2018 年	独协医科大学医学部内科学（消化）主任教授 福岛县立医科大学特任教授

为了获得安全的内镜治疗，通过内镜诊断十二指肠病变的内镜表现分类

远藤昌树（开运桥消化内科诊所 院长
岩手医科大学内科教研室消化内科讲师）

Le

Legend
Tips

从2002年ESD附件上市以来，早期消化道癌的内镜治疗发生了很大的改变。在学会的主题会议及赞助商的各种活动中，ESD的相关会场总是挤满内镜医师。

在2006年第6次EMR/ESD研究会中，我发表了1例采用short type DBE对十二指肠水平段凹陷型肿瘤实施ESD的报道，在文章中讨论了活检标本到底该诊断腺瘤还是癌，还有关于对切除标本如何诊断的问题，病理医师之间意见分歧很大。在会议的别的时段，有些医院接连报道称对于十二指肠病变行内镜下治疗出现并发症，因此，指出对于十二指肠进行ESD还为时尚早，或者需要慎重实施。

这次的经验告诉我，正是十二指肠才更需要安全地操作，努力获取标本做诊断，另外需要提高术前诊断的准确度。

和其他脏器比较，造成诊断困难的原因是十二指肠有较高的绒毛白色化，微血管结构不可视，绒毛的高度导致不能用结肠诊断中腺管开口部的形态诊断，而是要用肿瘤化的绒毛形态诊断。十二指肠还存在胃化生、布氏腺增生等也是造成诊断困难的原因。同时内镜下切除的困难包括由于活检造成瘢痕，因此，我们积累病例，希望整理出能通过内镜诊断为肿瘤而不需要活检的内镜诊断标准。具体做法是采用微血管诊断以外的诊断途径，采用结晶紫染色下放大观察，并做术前、术后对比。

有关十二指肠病变的内镜诊断，我们参考了田中三千雄先生以及稻土修嗣先生的报道，在整理放大内镜下表现时，基本的用语及形态分类遵循了稻土先生将正常绒毛形态在电子显微镜下分为指状、分叶状、尾根状、回旋状4型。

现在我们推荐将十二指肠黏膜用放大内镜分类为脑回状（convoluted pattern）、分叶状（leaf pattern）、网格状/沟状（reticular/sulciolar pattern）、松塔状（pine cone pattern）。存在"边界线（demarcation line）"加上绒毛白色化，符合以下任何一种形态特征就可以诊断上皮性肿瘤。黏膜形态特征包括肿瘤化的绒毛融合、分支的脑回状、绒毛独立隆起的分叶状、高度较

低的腺管密集存在的网格状/沟状。还有可以观察到接近结肠的隐窝病变（colon like pattern），可以使用结肠内镜来诊断，其具有胃型肿瘤特有的表现，可以推测黏液表型。

良恶性的鉴别诊断主要是根据表面结构的规整及不规整，如果同时存在多种表面结构则恶性的可能性大。

对于可以观察到血管的病变，微血管的形态也是重要的。若在绒毛内部可以观察到袢状血管，可以此为基础进行微血管形态的诊断。粗细不均、扩张、扭曲、形态不一等在良恶性鉴别诊断中具有重要的价值。

另外，对于病变内部可以观察到微血管的病例，由于可视范围并非病变的整体，因此，若整个病变或表面微结构表现为恶性时，则该部位的微血管形态对诊断具有辅助作用。

也有其他的报道，包括根据绒毛白色化的分布来诊断异型度、白光非放大观察下评分等，这些也可帮助诊断。

内镜医师对十二指肠病变诊疗的最终目标是在尽可能小的创伤下完成没有并发症的治疗，并且完成根治。以此为目的提出的分类如果能给大家哪怕是一点点的参考，我会感到很荣幸。

十二指肠胃型腺瘤详见视频104.1。

"传奇一代" 的简历

1992 年	岩手医科大学医学部毕业
1996 年	岩手医科大学医学部大学院毕业
2007 年	岩手医科大学医学部内科学消化内科消化道专业讲师
2010 年	岩手医科大学医学部内科学准教授
2013 年	岩手医科大学医学部内科学讲师
2013 年	开运桥消化内科诊所院长

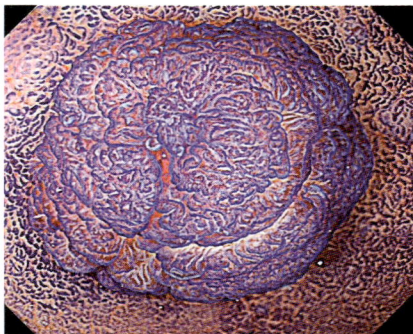

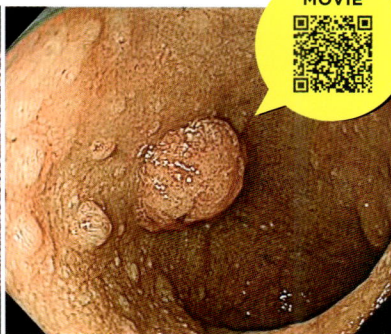

视频 104.1 　十二指肠胃型腺瘤

有关超声波原理的基础知识

冈部纯弘（加古川中央市民医院　消化中心／消化内科）

L e

Legend
Tips

介入 EUS 正成为年轻医师需要学习的内镜技术之一。为了实施这一技术，需要学习很多的知识，需要不断迈上新的台阶。为此，让我们来深入了解一下有关超声波的原理，以利于我们从 EUS 图像获得更多有用的信息。

本篇主要介绍部分超声波的基本原理。

1. 超声波的反射

超声扫查的基本原理为探头发出的超声波在脏器及组织内反射，探头通过捕捉反射波而形成图像。超声波是在不同物质（媒介）之间的界面反射，反射波的强弱由各种物质（媒介）特有的声波阻抗的差（声阻差）来决定。声阻定义为：$Z=\rho C$（Z 为声波阻抗，ρ 为媒介密度，C 为声速），为物质（媒介）固有的。声阻差小则超声波反射少，声阻差大则几乎全部反射。反射的超声波越强，图像越亮。因此超声波接触声阻差大的物质（媒介），其界面会更明亮（发白）。

囊性病变中，如果内部液性成分均一，声阻也均一，超声波不产生反射，显示为无回声。另外，由于通过病变后方的超声波较周围更强，呈现出白色带状回声（后方回声增强）。如果囊内存在黏液及坏死物质，由于不同反射源的声阻不同而呈现高回声。对于胆管结石，由于结石和周围胆汁的声阻差别较大，超声波在结石的表面大多被反射回去，几乎没有超声波透过结石，因此在结石后方呈现出黑色带状无回声（声影）。

当肿瘤细胞间几乎没有间质，呈髓样、密集增殖时，由于肿瘤内声阻差小，缺乏超声反射源，因此表现为比较均一的低回声。而肿瘤间质丰富，其中散在肿瘤腺管时，声阻的差异在很多地方出现，表现为内部散在不规整的高回声肿瘤像。

2. 超声波的分辨率

为评价超声检查能力的指标，分为空间分辨率和时间分辨率。

识别空间内不同 2 点间的最小距离称为空间分辨率，根据与超声声束运动方向的相对位置关系分为距离分辨率、方位分辨率，以及厚度方向分辨率。识别沿声束运动方向的 2 点的能力称为距离分辨率，高频的超声分辨率可提高，因此观察内部详细结构时，建议调高超声的频率。

而 EUS 等超声的时间分辨率非常高，可以进行实时动态观察。尤其是彩色多普勒，其是唯一可以完成彩色多普勒、血流方向、血流量的动态观察的图像诊断法。

3. 超声波的伪影

伪影是由于超声波的反射及折射形成的实际上不存在的影像。伪影有各种，有不同的发生原理。虽然伪影是虚构的，但是如果利用好伪影可获得更多的像声影一样的对诊断有价值的信息。

例如，伪影之一的侧方阴影，是在肿瘤轮廓的切线方向产生的超声波声束折射在其侧方到后方形成的声影。轮廓平滑且有被膜的多呈现为球形，常见于胰腺神经内分泌肿瘤（图 105.1）。

理解以上的超声基本原理，就会在 EUS 检查中对于图像的解释更深入，可以在分析病变组织构造的基础上做出诊断。

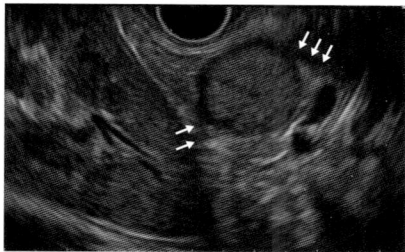

图 105.1　胰腺神经内分泌肿瘤的 EUS 图像，肿瘤两侧方可见声影（箭头）

"传奇一代" 的简历

1985 年	京都大学医学部毕业
1985 年	神户市立中央市民医院内科
1987 年	神户市立中央市民医院消化内科
2007 年	大阪红十字医院消化科
2014 年	神户大学附属医院消化内科
2017 年	加古川中央市民医院消化中心主任 / 消化内科主任

观察技巧 O

诊断技巧 D

治疗技巧 T

心态的培养 M

「传奇一代」的分享 L

内镜界的挑战者们
——Hook 刀和 ESD 的开发

小山恒男（佐久医疗中心 内镜科）

希望尽早成为能够独当一面的临床医师

我于 1985 年从滋贺医大毕业，成为佐久综合医院的临床研修医师。从众多前辈们那里学到了许多知识和技能，同时也阅读了大量的书和论文，参加了学术会议。但是，我的消化道诊疗能力并没有长进，我觉得这样下去可不行，我想接受最高水平的人的指导，因此向院长申请了 1 年的进修。

一切从新潟开始

在见渡边英伸的第一面时，我就提出 "请将你的诊断技术教给我"，同时得到 "好啊，好啊" 的回答。然后，我就成为新潟大学第一病理学教研室的研究生。

虽然只有 1 年的时间，但我认真学习的程度胜过考大学。在新潟的 1 年里，我诊断了 100 例食管癌、1000 例胃癌及 600 例结肠癌。每天从11 点开始有切除标本的肉眼诊断讨论会，要通过肉眼观察推测切除标本的组织学类型、浸润深度、病变范围及浸润模式，这让我很吃惊。在肉眼诊断讨论会后接着取材，2 天后就制作成标本返回。显微镜下诊断往往和肉眼诊断是一样的，非常棒！我希望回到佐久后能将这些用于内镜诊断中。

回到佐久

内镜下看到的黏膜和切除标本完全不一样。内镜下满是黏液，看不清楚，因此需要改变检查前的准备方法。我们对所有的病例使用了蛋白酶及碳酸氢钠，然后发现开始能够看清楚了。从那年开始，我们医院表浅型食管癌的发现率增加了 5 倍。

ESD 的开发

如果分片切除就不能进行详细的肉眼诊断，因此需要采用一种方法获得漂亮的完整切除的标本。如果能把黏膜下层剥离开，应该能获得更大的、整块切除的标本。我们曾尝试使用针状刀剥离，但很遗憾并没有成功（图 106.1）。

Hook 刀

如果有钩状刀就应该能剥离。因此我做了一把钩状刀来试用，然后剥离竟然成功了。我们又挑战了 7 cm 的表浅型食管癌，花了 2 小时完整切除，得到了非常漂亮的标本，当时开心得要掉眼泪。

我们在会议上报道了这一结果并得到了强烈的反响。在 2000 年春天召开的内镜学会总会 VTR 研讨会上，我们展示了 3 例 7 cm 的表浅型食管癌的整块切除病例，会场上一阵哗然。

EMR、ESD 的心得

正确的术前诊断才是最重要的。无论整块切除了多少病变，如果病变范围诊断不正确，就会造成局部复发。我们不能仅成为切开、剥离的匠人，内镜医师需要同时掌握诊断和治疗。

其他的医师在讲座中讲"即使局部复发，因为是黏膜内癌，不会影响预后"。实际情况的确是这样，但是再次 EMR 需要住院，患者需要度过不安的日日夜夜。因此，就算多花一些时间，我们也应该以一次治疗就能完整切除病变为目标。

内镜图像与组织学图像的对比

佐久医疗中心内镜内科从过去的"胃肠时代"开始就已经完成了超过 4000 例的 ESD，我们以全部的病例为对象召开了 ESD 会议。实施 ESD 的医师将新鲜标本固定在橡胶板上，用实体显微镜拍照，必要时也做 NBI 放大观察。在福尔马林固定后做结晶紫染色取材，留下取材的实体显微镜图像。

然后还要自己观察切片，在实体显微镜图像上进行有关浸润深度、组织学类型的重建，详细对比放大内镜图像和组织学图像。

通过重复这些工作，掌握从放大内镜图像预测组织学图像的能力。边预测组织学图像边进行放大内镜观察是很重要的。

重要的是慢且稳，掌握 ESD 非

一日之功。

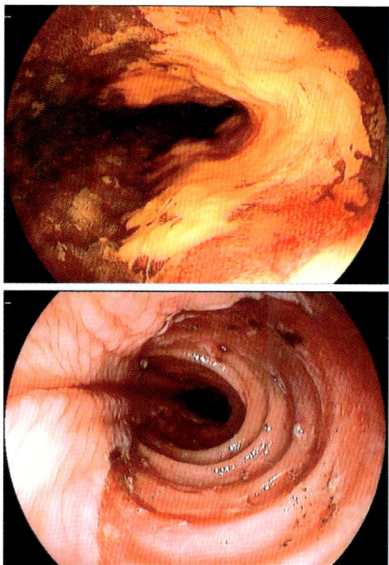

图 106.1　世界上第 1 例食管 ESD

参考文献
[1] 小山恒男．切開・剝離 EMR — Endoscopic surgery. 日本メディカルセンター，2003
[2] 第 3 回湖医会賞『診療・福祉領域』湖医会賞を受賞して（http://www.koikai.org/koikaisyo/past_winners/003th/03_jushou-oyama.html）（2021 年 7 月 1 日時点）

"传奇一代"的简历

年份	
1985 年	滋贺医大毕业，佐久综合医院研修医师
1989 年	国保浅科村诊所所长
1991 年	新潟大学第一病理学教研室研究生
1992 年	佐久综合医院内科医师，取得学位（新潟大学）
1993 年	佐久综合医院内科医长
2002 年	佐久综合医院胃肠科部长
2003 年	EMR 现场演示代表，后升为 ESD 演示代表，内镜技术更新代表
2014 年	佐久医疗中心内镜内科部长
2015 年	早期胃癌研究会运营委员长
2017 年	第 71 次日本食管学会学术集会
2020 年	食管色素研究会代表干事

观察技巧 Ob

诊断技巧 D.

治疗技巧 T.

心态的培养 M.

『传奇一代』的分享 L.

在地方一般医院被称为"异端"
——天鹅刀开发秘史

河原祥朗（冈山大学　实践地域内镜学）

与内镜结缘

我是 1990 年毕业于冈山大学，当年就进入冈山大学第一内科。在福山市民医院进行初期研修时看到心脏介入，觉得内科医师也可以进行有创治疗来挽救生命，感觉这很有魅力。在下一个研修地的津山中央医院没有心脏介入设备，有创的内科诊疗是内镜，看到通过内镜止血来挽救患者的生命的上级医师，当时我立下志愿并走上内镜诊疗之路。

在地方医院的内镜诊疗

4 年的研修结束后，我回到冈山大学第一内科，接受现在为仓敷中央医院副院长的水野元夫先生的指导，主要做幽门螺杆菌的相关基础研究。

获得博士学位后，我于 1999 年赴任当地的津山中央医院。当时消化道出血、梗阻性黄疸的患者数量相当惊人，我不分昼夜地进行急诊内镜诊疗，结果是我的内镜止血等技术在短时间内得到很大提升。

结缘 ESD 及转机

在几乎每天夜间、周末被呼叫做急诊内镜并疲于工作快节奏之时，我看到了 ESD。当时 IT 刀还没有上市，ESD 作为一项技术也没有被认可，全部都是按个人的风格去做，经常会有白天开始的治疗一直持续到夜间的情况。即使是这样，我被能够用内科医师的手治疗癌症的 ESD 的魅力吸引，我的 ESD 技术也在缓慢进步。就在这个时候，机会来了。东京大学的白鸟康史先生来到冈山大学消化内科做教授，这是把冈山大学第一内科古老的习惯完全改变的先生，对于当时相关医院的医师来讲，就像"黑船驶来"。

天鹅刀的开发

和白鸟教授一起来医院工作的加藤顺先生（现供职于千叶大学内镜中心）每周来津山中央医院出诊成为开发天鹅刀的契机。当时他看我做 ESD 说："你的技术比我在东京看到的任何一个医师都好，一定要开发一个刀"，这是让我很吃惊的话。由加藤先生介绍，宾得公司决定和我们共同开发附件，提出在 EST 刀（乳头切开刀）的基础上加上一个零件的设想，并在 2004 年第 67 次日本消化内镜学会总会上作为一般演讲发布了刀的原型，但当时并没有引起人们注意，也没有成为产品，所以我觉得没有希望了。然而，在另一个会议上做的录影发表后，在会场外，昭和大学藤冈医院的藤田力也先生追过来建议我说"这是一个非常有魅力的刀，即使是同样的内容，也要不断地在会议上发表，一定要让它商品化"。因此，我恢复自信，然后将其商品化，并在会议上发表和写论文！

被称为异端，走向大学，走向世界

按照藤田教授的建议，每年都在不仅限于日本的会议，还包括 DDW、UEGW 等会议上做发言。在芝加哥 DDW 上，白鸟教授特意赶过来听我发言，晚上在大学成员的晚餐会上说道："我是异端，你也是异端，你这样的异端留在津山有些可惜，还是回到大学吧。"

对于认为冈山大学第一内科内镜组是正统派的我，曾经完全不能接受多次被人说是异端，这时才明白原来这是夸奖啊，后来我又再次回到大学工作。

回到大学，我做了包括 AIM 色素、镇静方法等 ESD 相关的临床研究并不断发表，ESD 技术也在众多医师们的努力下被推广到全世界，现在成为标准的治疗方法。其中印象深刻的是在 2007 年巴黎的 UEGW，在这个会议上有一个录影研讨会，演讲者全部是日本人，这是前所未有的，那次我也发表了 2 个题目。在当晚刊登的照片（图 107.1）上，有众多的日本医师，让人感受到当时日本 ESD 的气势。

个人关于天鹅刀用于食管 ESD 的研究发表于 *Endoscopy* 杂志（图 107.2），这是一个美好的回忆。

希望转达给年轻医师的话

消化内镜诊疗是可以将从日常诊疗中产生的各种想法灵活应用于研究和机器开发的具有魅力的领域，要珍惜在日常诊疗过程中的哪怕一点点的疑问及想法，不断发出新的声音。

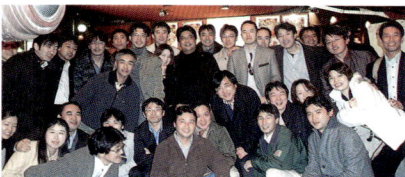

图 107.1　2007 年 UEGW，巴黎

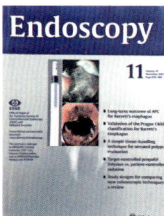

图 107.2　*Endoscopy* 杂志（2013 年第 45 卷封面）

"传奇一代"的简历

1990 年	冈山大学医学部毕业
1990 年	福山市民医院内科
1992 年	津山中央医院内科
1994 年	冈山大学医学部附属医院消化、肝脏内科医师
1999 年	津山中央医院消化科
2005 年	冈山大学医院助教（光学诊疗部）
2011 年	冈山大学医院讲师（光学诊疗部）
2016 年	冈山大学医院准教授（光学诊疗部）
2018 年	冈山大学教授（实践地域内镜学教研室）

EST——推荐拉开刀弓切

Le
Legend
Tips

河本博文（川崎医科大学综合医疗中心　内镜中心
川崎医科大学综合内科学　第 2 教研室）

　　EST 是 ERC 相关技术中继选择性胆管插管后的重要操作，然而，如果害怕出血、穿孔等风险而切开不充分，其后的治疗就会变难。但是也不是说不计后果地往大了切就好，我想试着写一下给年轻医师的话。

直视乳头及 11 点方向

　　一直在强调直视乳头很关键，为了能够直视乳头，一定要轻柔地过幽门。如果从进镜开始患者就是俯卧位，需要左旋内镜通过食管胃交界区，然后右旋内镜迅速通过底体交界，在正对患者的状态下，将左手抬起到 12 点位置，内镜前端就会到达胃角对侧大弯。然而，之后内镜并不是继续沿着大弯推进，而是在推进后拉近（实际上是稍微拉伸大弯并利用弹性收缩使内镜前端前进）从而到达幽门口。如果过分推拉大弯，内镜前端的位置会向十二指肠降段轴线右偏。如果从患者左侧卧位进镜，则右偏的程度会更厉害，使内镜卷着进入十二指肠降段（图 108.1a），因此，为了获得短镜身，在拉直内镜时需要相当程度地右旋内镜（图 108.1b）。

内镜下乳头切开术

　　这个操作是将内镜前端旋向后壁侧，乳头会出现在相对画面的右侧（前壁侧）（图 108.1c、d）。

　　那么，在这种状态下，向胆管深部插管是困难的，即便插管成功，在后边的乳头切开刀沿着导丝（GW）到达胆管内拉刀时，刀身一定是朝向 2 点到 3 点方向（图 108.1e）。这样，为了将刀身朝向 11 点方向，不能拉开刀弓，而是要放开刀弓，变成推着切。如果想在拉开刀弓的状态下朝向 11 点方向，该如何去做呢？

　　原本胆管深部的插管方向应该是 11 点方向，GW 在入口原则上应该是 11 点方向。但是，由于 GW 进入后胆管会朝向 1 点方向，故 GW 进到这里后就会朝向 1 点方向，也使乳头开口部变成朝向 1 点的方向，而不是从 11 点方向偏向 1 点方向。因此，如果在和插管方向一样的视野下沿着导丝打开刀，刀弓就会朝向 1 点方向（图 108.2a），这样我们常会选择"推着刀切开"，尤其是插入内镜的方式使乳头移向前壁的时候更是如此。

为了能拉开刀弓切所需要的内镜位置

　　如何做才能在刀弓拉开的状态

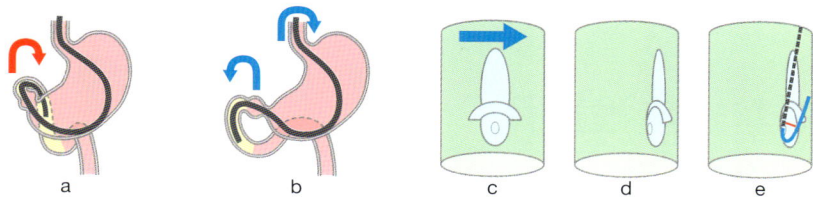

图 108.1 黄色部分为十二指肠降段。如果持续推拉大弯，胃窦会在十二指肠降段的右侧，内镜前端会卷着（红色箭头）进入十二指肠降段（a）。在这个状态下拉直内镜，就会使卷着的内镜前端带向右侧，需要右旋拉镜（b）。这时，内镜的前端更偏向十二指肠背侧，可向后壁侧旋镜，使乳头相对移向前壁侧（c、d）。这种情况下即使插管成功，沿导丝插入乳头切开刀并拉开刀弓，刀身也会朝向 2~3 点方向（e）

下切开乳头呢？第一是就像前文阐述的那样，在到达乳头之前不要过度拉伸胃大弯，在不拉伸胃大弯的情况下，乳头会很轻松地到达图像中央。

第二就是如何将朝向 1 点方向的刀身调整到 11 点方向。首先在将乳头切开刀插入开口部后打向左钮，使乳头移动到俯视的位置。然后，在这一状态下稍微放松抬钳器后，将乳头切开刀的刀柄推向乳头小带方向（图 108.2b）。但是，如果推进过多会使刀脱出，因此调整推进的力量和抬钳器的放松程度是关键。如果这样还不行，还可以稍微推进内镜，调整为推镜状态。这样拉开刀弓，刀身就应该在 11 点方向。

也许有的医师会担心"拉链现象"，通过将刀柄部分推向乳头小带方向，就不会控制不住切开的长度（但是还需要注意由于呼吸造成的移动）。也许初学者保持这个体位困难，但其优点是能准确切开黏膜后切括约肌，因此在向里面切的时候（向 1 点方向推进），将向左打的

旋钮稍微向右调整，视野就可以从俯视变为仰视，这样能够清楚地看到括约肌，也就可以安全地切开。

想挑战拉开刀弓切的医师可以试一下。

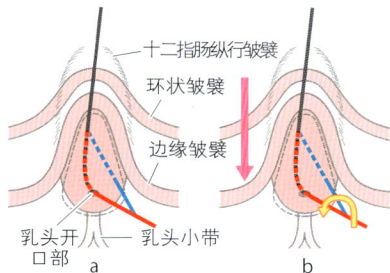

图 108.2 由于 GW 有一定的硬度，沿着 GW 插入乳头切开刀并张开刀弓，刀身会朝向 1 点方向（a）。向左侧打镜角（黄色箭头）并将刀柄压向乳头小带（粉色箭头），刀身会朝向 11~12 点方向（b）。这时候视野会成为俯视方向

"传奇一代"的简历

1989 年　冈山大学毕业，冈山大学消化内科
1993 年　广岛市立广岛市民医院内科医师
2002 年　冈山大学消化内科助教
2010 年　冈山大学消化内科讲师
2011 年　现职

严禁过度推进！

久津见弘（滋贺医科大学 临床研究开发中心）

"过度推进！"

这是在指导 ERCP 时，大家说了很多年的话。

在 ERCP 插管时，边操作边用拿着导管的手指感受导管前端微妙的触觉（抵抗）是非常重要的。

采用导丝法时也是一样，助手根据操作导丝的手指的触觉进行操作是重要的。

在导丝受阻时依然继续进导丝，我们就可以观察到乳头口侧的隆起，从而很容易地观察到导丝前端被顶着。

因此，即使是用导丝，也能观察到导丝被顶着。

这里要和大家说的是"被顶着的时候，绝不要往里推！"，即使是 0.1 mm，一定要将导管和导丝退回来重新插管！

遇到阻力向里推是本能反应，但是就算对上了胆管轴，如果导管和导丝的前端在接近垂直的角度顶到黏膜，就不能进入管腔内。而且在推进的过程中会造成黏膜下肿胀，即使导管前端顶上的地方被刺破，抵抗力也不会减弱。

因此，查找胆管的基本方法是：如果导管前端被顶住（图 109.1a），要稍微拉出来（图 109.1b），稍微将内镜镜角向下，使导管前端朝下。

这时候，为了保持乳头内导管前端的深度，要稍微拉内镜及推导管（图 109.1c、d），结合抬钳器的操作来完成插管。

这一操作在导丝法中基本上也是一样的。

希望大家在这个一连串的操作中，掌握用触觉最发达的指腹感受（导管前端的状态）来进行操作的方法。

"传奇一代"的简历

1987 年	福井医科大学毕业
1987 年	大阪铁道医院研修医师
1990 年	第二冈本综合医院消化内科
1991 年	明石市民医院消化内科
1995 年	京都府立医科大学医学博士
1996 年	京都第一红十字医院消化科
2005 年	神户大学医学医疗国际交流——难治性疾病解析助理教授
2007 年	神户大学消化内科准教授
2009 年	神户大学地域医疗学教授
2010 年	医药品医疗器械综合机构专家
2012 年	神户大学消化道先端医疗开发部门教授
2015 年	滋贺医科大学医学部附属医院临床研究开发中心主任、教授

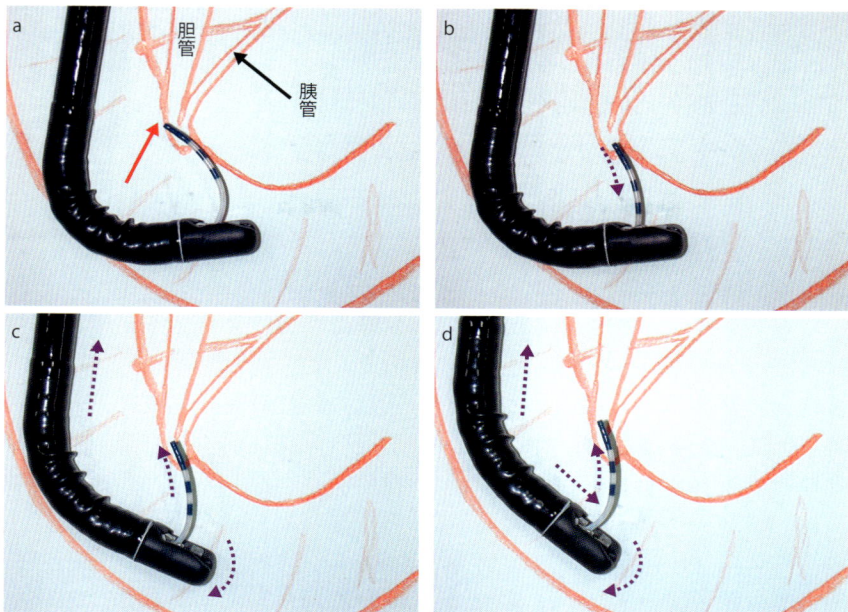

图 109.1 如果导管前端受阻（a），可稍微拉回来（b），一边将内镜镜角稍向下一边调整导管前端向下。这时候要注意，为了保持导管前端的深度，可稍拉镜子或者推进导管（c、d），通过以上操作完成插管

十二指肠乳头部肿瘤切除术中圈套器的套扎方法及预防性小带闭合术

洼田贤辅（横滨市立大学附属医院 内镜中心）

Le

Legend
Tips

术前诊断及术者条件

经内镜十二指肠乳头部肿瘤切除术（endoscopic papillectomy，EP）被认为是胆胰内镜领域高手的一道关口。其需要在直视镜下识别病变，在侧视镜下直视病变，进一步根据肉眼所见推测浸润深度（这是重点）。还需要自己做 EUS，诊断肿瘤的浸润深度、进展程度。它需要术者能熟练操作十二指肠镜，通常要求术者可以在 30 秒以内直视乳头，5 分钟内 ERCP 插管成功率达到 95% 以上，还需要术者能精准确认病理标本，同时具备出现出血、胰腺炎、穿孔等并发症时相应的处理能力。

术前模拟

术前应确认的事项包括从插入十二指肠镜到直视乳头需要的时间，从注射镇静剂到达到患者安静的内镜操作环境所需时间，用 10 mm 还是 20 mm 的圈套器等。EP 要在 30 分钟内完成，要努力在最短时间内用最低限度的技术手段完成操作。

从惨痛的教训得来的经验

现介绍 1 例发生在十二指肠黏膜的病变，这是沿着小带延续到肛侧的范围大于 4 cm 的超大病变。在 2009 年，当时没有用二氧化碳注气，也没有做组织夹闭合创面，术后出现间断出血。本病例是完整切除，但在第二天从切除面的小带发生大出血，用介入弹簧圈勉强止血。从这个病例以后，我们就开始在术后对小带进行组织夹闭合，以预防出血。病例详情见图 110.1。

10 年后，我们科室发表了有关组织夹闭合小带预防出血的文章。

总结

我们不仅仅是内镜专家，还应该是发现临床证据的科学家。

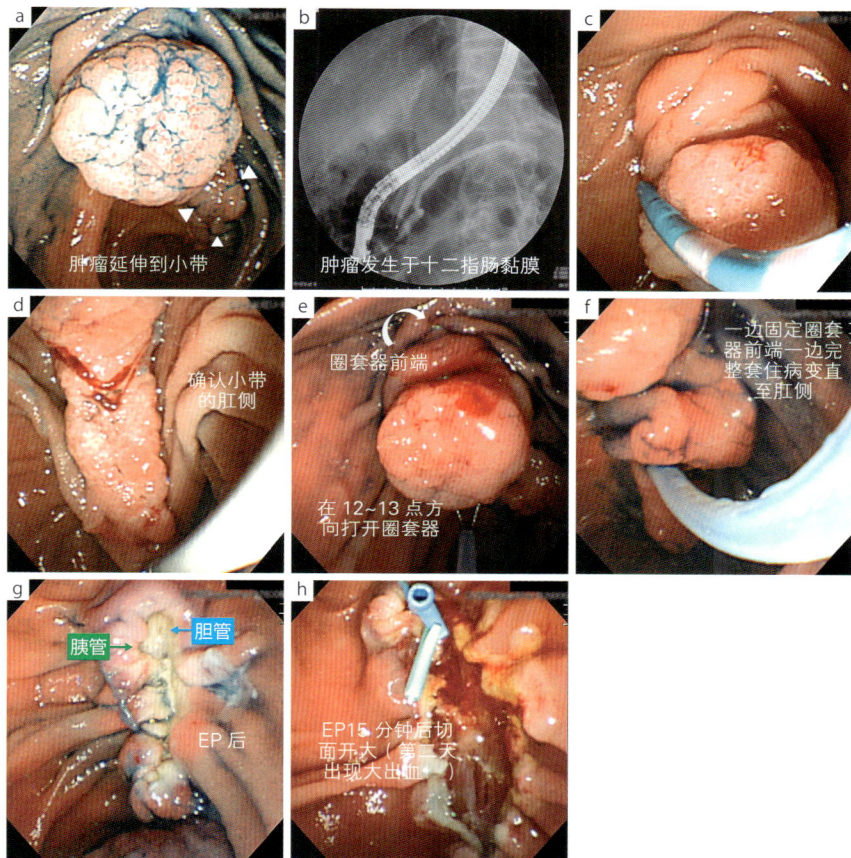

図 110.1　惨痛的教训

参考文献

[1] K Kagawa，K Kubota，Y Kurita，et al. Effect of Preventive Closure of the Frenulum After Endo- scopic Papillectomy：A Prospective Pilot Study. J Gastroenterol Hepatol 35（3）：374–379，2020

"传奇一代" 的简历

1991 年	顺天堂大学毕业
2004 年	横滨市立大学第三内科助手
2014 年	横滨市立大学附属医院内镜中心 教授

艺术和科学

后藤田卓志（日本大学医院 消化内科）

1996 年的某月，在国立癌症研究中心中央医院的胃癌术前会议上出现这样一个场景："本例为胃体上部后壁 EMR 术后复发的病例，病灶大小 1 cm，肉眼分型为 0~Ⅱa，浸润深度为黏膜内。""又一个复发的？原来的那个？""是和原来那个一样部位的 2 cm 左右的 0~Ⅱa""做全胃切除吧，下一个病例"。

在拥有众多明星级外科医师的国立癌症研究中心中央医院的胃肠外科医师面前，作为内科医师感到非常惭愧。后来我们也有了明星级的内镜医师小野裕之（现静冈癌症中心副院长）。小野先生说过"我们有细川浩一先生（尖石诊疗所）提出的 IT 刀，做一做看！"，这句话成了一切的开始（图 111.1）。

"现在看见的是不是肝脏？""……组织夹！""这个出血不凶险吗？叫外科吗？""……组织夹""叫外科吧！""……拜托！"

在得到明星外科医师军团的理解及支持下的第一例完全成功的 ESD 是在 1998 年秋完成的，当时是由 Hirao 等报道的，称为 ERHSE 法。

我们现代人和尼安德特人不同并且得以进化的理由不是传承，而是具有记录的能力。也就是通过记录将知识传递给后代，某一天就会成为科学。

ESD 的开发也是由于 ERHSE 法被以论文的形式记录下来了。如果没有写成论文，也许就没有 IT 刀的开发，最终 ESD 的普及可能会需要更多的时间。其后的事情我想大家都知道了。由于人类的欲望及上进心，ESD 进入治疗器官和适应证逐步扩大的阶段。包括我自己在内，人在年轻时眼光往往会专注于技术层面，这也是对的，需要一段时间集中精力去做。"学习"这个词的源头是"模仿"，模仿熟练的专业医师的技术是很重要的。但是，我们是不是只关注了技术的艺术层面呢？拘泥于艺术性是不是丢掉了可变性呢？

我想让大家看一下在顶级技术层面活跃的运动员。例如，棒球的 4 棒，称为王牌的打者，每个人的击球法和投球法都不一样。开始的时候，他们当然也是膜拜某一个人的方法，但最终会形成自己独特的方法，这个时候需要的就是可变性。运动员是以结果为导向，所以要不断追求技术更新，遇到瓶颈正是技术更新的机会。

风筝在逆风时飞得最高，而不是顺风的时候。——温斯顿·丘吉尔

内镜的确要求很多的技术，专注于技术层面甚至达到艺术的程度也会给患者带来福音。

但是如果丧失了可变性，就会失去突破自我的机会。明明知道 EMR 的极限还拘泥于 EMR 技术，最终就会成为计划性分片 EMR。ESD 就是本着内镜下切除病变的本质，在可变性思维下而诞生的技术。内镜医师一边要坚持精进内镜切除技术，一边要带着可变性思维解开在过去记录中的症结，逐步更新自己的技术。

内镜不仅需要知识，还要求技术，因此是同时需要科学和艺术的。我们往来于坚持和思变，需要不断地探寻本质是什么，并在思变中生活下去。生存下来的物种并不是最强的，而是最能适应的（适者生存），这是进化论。

我也是在技术层面针对从 ESD 到适应证、更简单的 ESD、非治愈性切除的淋巴结转移风险评分、高龄患者的功能评价、胃癌病因幽门螺杆菌感染、不良反应少的根除方案等进行研究，目前我正在研究还不明朗的消化内科及内镜医师如何应对 COVID-19 感染等的具有可变性的临床课题。当然，人类世界还有很多错综复杂的大人们的事情，但随着年龄的增长某些事情是不能不学习的。

最后，当了医师 20 年，需要留下作为医师存在的证据，那就是业绩。业绩在现在的判断标准就是基于科学记录的论文。就凭这一点，

我们一定要做点什么。就像技术（=艺术）不是一夜之间产生，论文（=科学）也是需要一点点积累。

人生不是发现自己，而是创造自己。——萧伯纳

做好准备，机会总会光临。——亚伯拉罕·林肯

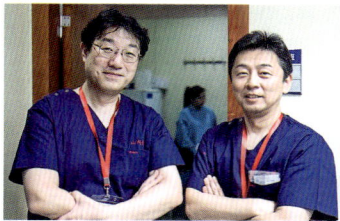

图 111.1　和最关心且帮助过我的前辈、战友小野裕之先生一起

参考文献

[1] Hirao M, et al. Endoscopic resection of early gas-tric cancer and other tumors with local injection of hypertonic saline-epinephrine. Gastrointest Endosc 34：264-269, 1988

"传奇一代" 的简历

1992 年	东京医科大学内科研修医师
1994 年	东京慈惠会医科大学内镜科
1995 年	国立癌症研究中心中央医院癌症专科研修医师
2001 年	国立癌症研究中心中央医院消化内镜医师（2006 年起，部长）
2010 年	国立国际医疗研究中心消化科主任、内镜科主任
2012 年	东京医科大学消化内科学准教授
2015 年	日本大学医学部内科学消化肝脏内科学教授 日本大学医学部长（兼任）

回顾 ESD 开发 20 年

近藤仁（斗南医院）

Le

Legend
Tips

"癌症长廊"的明天

我在毕业后进入札幌医科大学第四内科（肿瘤内科），在大学进行过白血病及淋巴瘤等血液疾病的研究，在关联医院进行过消化内科的诊疗学习。在毕业后第十年突然被问道"要不要去国立癌症研究中心中央医院看看？"，我和现在是 ESD 知名专家的小野裕之先生一起叩响了国立癌症研究中心中央医院的大门。在那里的十年是沉浸在关注"消化道癌症"的刺激且快乐的时光。我和同事们每日工作到很晚，一起交流、喝酒，有时候第二天都想不起来讨论了什么，但感觉很充实。

IT 刀的登场

随着 20 世纪 90 年代内镜转为电子内镜后，我们开始发现很多只有内镜才能发现的黏膜内癌。我们一边想着这样小的早期胃癌有可能没有必要行开腹手术 +D2 淋巴结清扫，一边使用双钳道胃镜尝试做了很多例 EMR 切除。但是，由于当时在外科有一个严格的规定，认为分片切除等同于非治愈性切除，因此，没能一次完整切除的病变都追加了开腹切除手术。那么，有什么办法能用内镜把胃癌完整切除呢？

这种情况下诞生了 IT 刀（1996年，由细川浩一先生提出）。IT 刀的前端为绝缘体（图 112.1），当时认为想用好这把刀是需要很多的技巧，所以这把刀很不起眼。

从 EMR 到 ESD

在 2001 年，日本因胃癌行 EMR 的例数超过了 1 万，因技术操作的难度，使用作为试用品的 IT 刀的医院却不超过 15 家。当时认为由于太危险，还不能作为商品进行销售。

因此，有志于此的医师在 2001 年 9 月召开了第一次 IT 刀研究会（后藤田卓志发起，15 家医院参与），其后召开第二次 IT 刀研究会（近藤仁发起，19 家医院参与）。会议显示：国立癌症研究中心中央医院的 638 例 ESD 中穿孔 35 例（5.4%）、出血 60 例（9.4%），其他的医院也有类似的结果，其中急诊手术的病例不少。当时研究会的讨论题目也是"穿孔时气腹状态的管理""为什么 IT 刀法没能将治疗继续下去"等令人苦笑的内容。

从那时候到现在，ESD 的普及

之路是充满眼泪和欢笑的，在小野、后藤田、小田、齐藤等国立癌症研究中心中央医院内镜科医师们的热情和努力下，ESD 的适应证拓展到了全消化道。见图 112.2。

因内镜畅饮美酒的方法

万事开头难是人生定律，但是，当我们回顾 ESD 初创阶段，并没有感觉到"太难了！"，心中只是留下曾经一起努力和快乐的记忆。是不是努力就有结果不知道，但能遇到好的酒友却是真的。

我想，AI、超放大内镜、机器人……新的内镜技术会一直不断登场，被机器所用还是使用好机器取决于内镜医师。内镜医师绝不能成为技工，因此需要与其他的内科、外科及病理医师切磋、交流，要一起学习、发表、写论文，一起突破现状。

多年后，和朋友们一起一边聊天说着"过去我们那样花心思地致力于内镜诊断和切除"一边喝酒，那应该是很美妙的事情。

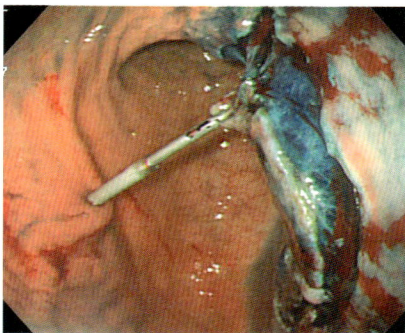

图 112.2　经皮牵引辅助下的 ESD。ESD 初期，环周切开后黏膜下层剥离并不顺利，有时候会穿孔。该技术是通过经皮路径将持物钳伸进胃腔，提起环周切开的病变，辅助黏膜下层剥离的方法。这是在"即使胃发生了穿孔，只要用组织夹闭合就无碍"的实际体验中萌生的技术

参考文献

[1] H Ono, et al. Endoscopic Mucosal Resection for Treatment of Early Gastric Cancer. Gut 48 (2): 225–229, 2001

[2] H Kondo, et al. Percutaneous Traction–Assisted EMR by Using an Insulation–Tipped Electrosurgi– cal Knife for Early Stage Gastric Cancer. Gastro– intest Endosc 59 (2): 284–288, 2004

"传奇一代"的简历

1981 年	札幌医科大学第四内科（肿瘤内科）
1986 年	美国阿尔伯特·爱因斯坦医学院留学
1988 年	札幌医科大学第四内科助手
1991 年	国立癌症研究中心中央医院内镜科
2000 年	斗南医院消化内科

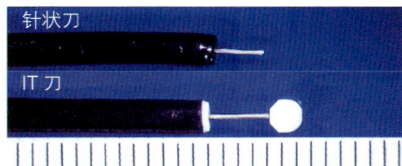

图 112.1　针状刀和 IT 刀（前端带绝缘体）。刀在其后做了改良，并成为 ESD 不可或缺的器材被广泛使用

CO_2 注气，ESD 的支撑

斋藤丰（国立癌症研究中心中央医院 内镜科）

　　从 20 世纪 90 年代后半段出现的 ESD 正在逐渐被普及，但是如果出现大的穿孔，就会引起气腹、皮下气肿及纵隔气肿，甚至气胸，存在发生严重并发症的风险。

　　我在国立癌症研究中心中央医院（当时）内镜科做第 1 年住院医师时 IT 刀刚刚开发不久。那时一旦胃 ESD 发生穿孔，上级医师就会迅速用穿刺针抽气，然后就像什么都没有发生一样继续做 ESD，这一场景还被从海外来见习的医师远远地看见。

　　我还记得在德国参加由 Horst Neuhaus 医师召开的国际内镜研讨会时遇到 Neuhaus 医师做胃 ESD 出现穿孔，我被叫过去，使用了在国立癌症研究中心中央医院当住院医师时学到的穿刺技术救场的场景。

　　我不确定 Neuhaus 医师是不是现在还记得那件事情。当我结束了在国立癌症研究中心中央医院 5 年的住院医师、住院总医师后，转到三井纪念医院工作，在经过一定例数的胃 ESD 后开始直肠 ESD。不知道是幸运还是不幸，外科医师给我介绍了直肠下段表现为小型 type 2、明显浸润到 MP，但因高龄及心脏疾病不能手术，因便血、贫血而希望行姑息性 ESD 治疗的患者。

　　虽然通过努力完成了 ESD，但是由于的确是到达 MP 的病例，术中把最深部的肌层完全切掉（穿通）了。术后发生了较重的皮下气肿及纵隔气肿，心脏状况也不好，第 2 天早晨甚至出现了心搏骤停。

　　所幸三井纪念医院的医师们具有高超的急救技术，患者得到复苏，但是还是给我留下了非常深刻的印象。

　　之后在欧洲的国际会议上有机会看到欧美外科医师做 TEM 的视频。和日本外科医师的 TEM 不同，他们大刀阔斧地进行全层切除，最后进行全层缝合，让我不能理解的是他们并不担心会出现气胸等严重并发症。

　　这时我注意到，外科腹腔镜等手术采用 CO_2 注气，在结肠 ESD 时也采用 CO_2 注气。有时候我们可能会从完全不同的领域获得灵感，因此要把自己的天线张开来广泛搜集信息。

　　1974 年就有国外学者报道在结肠镜中使用 CO_2 注气的有效性，在 2002 年又有关于 CO_2 注气的有效性的随机对照研究的报道，但是在日本国内并没有普及，理由是麻烦或者医师们觉得没有必要。实际上，即使在数分钟之内没有痛苦地进镜到盲肠，术后的腹胀发生率在注入 CO_2 和注入空气的手术也有很大的不同。

所幸，2004 年我做住院医师的时候，为了补充收入我还在新宿会场大楼诊疗所打工，我听说木庭郁郎医师在常规结肠镜检查时用 CO_2 注气。当时是将 YUTAKA 公司的一种阀门连接到 CO_2 瓶中使用。其后国立癌症研究中心体检中心的神津隆弘医师也引进了在 CO_2 注气下的结肠镜检查，因此国立癌症研究中心中央医院具备了在结肠 ESD 时应用 CO_2 注气的条件。

CO_2 注气在结肠 ESD 应用获得了很好的效果，积累了一定病例后我发表了相关论文（图 113.1），之后 CO_2 注气在食管 ESD 中应用起来并发挥了重要的作用。

当时，在会议上经常有人提出在上消化道使用 CO_2 注气会不会造成 CO_2 蓄积的问题，为此还在食管 ESD 中使用流量仪测量了呼出气的 CO_2，并发表了证明其安全性的临床研究论文。

之后在国立癌症研究中心中央医院，所有的 ESD 全部是在 CO_2 注气下进行，即使出现了穿孔，严重并发症的发生率也明显降低。其他医院也有在胆道系统疾病的治疗中使用 CO_2 注气的有效性报道，还开发了专门的 CO_2 注气装置。现如今，在常规上、下消化道检查中也都使用 CO_2 注气。

在我院，配置了巨大的 CO_2 罐，CO_2 气体是从中央管道供给，因此看不到 CO_2 瓶，所以给年轻医师的感觉是 CO_2 注气和空气注气没有什么差别。

我经常问国立癌症研究中心中央医院的年轻住院医师知不知道是谁将 CO_2 注气引入 ESD 的，很遗憾的是几乎没有人知道。

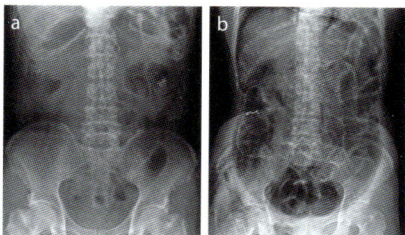

图 113.1　ESD 术后腹部 X 线片。CO_2 注气组（a）和空气注气组（b）比较，肠内气体显著减少（引自参考文献［1］）

文献

[1] Saito Y, Uraoka T, Matsuda T, et al. A pilot study to assess the safety and efficacy of carbon diox– ide insufflation during colorectal endoscopic submucosal dissection with the patient under conscious sedation. Gastrointest Endosc 65: 537–542, 2007

[2] Kikuchi T, Fu Kuang–I, Saito Y, et al. Transcuta– neous monitoring of partial pressure of carbon dioxide during endoscopic submucosal dissec– tion of early colorectal neoplasia with carbon di– oxide insufflation: a prospective study. Surg En– dosc 24: 2231–2235, 2010

[3] Nonaka S, Saito Y, Takisawa H, et al. Safety of carbon dioxide insufflation for upper gastrointes– tinal tract endoscopic treatment of patients under deep sedation. Surg Endosc 24: 1638–1645, 2010

"传奇一代" 的简历

1992 年	群马大学医学部毕业
1996 年	群马大学大学院医学博士
1996 年	国立癌症研究中心内镜中心高级学员
2001 年	三井纪念医院消化内科
2003 年	国立癌症研究中心中央医院内镜医师
2007 年	国立癌症研究中心中央医院内镜主任
2012 年	国立癌症研究中心中央医院内镜中心主任、内镜科主任
2017 年	东京医科大学消化内科学专业兼任教授

观察技巧 O。　诊断技巧 D。　治疗技巧 T。　心态的培养 M。

「传奇一代」的分享 L。

你介意其他医院的内镜医师对你的评价吗

时冈聪（第一东和会医院）

Le
Legend
Tips

在把患者介绍给其他医院消化内科医师（所谓"同行"）时或者想在会议、研究会投稿时，你是否注意到你的医院的内镜水平是被如何评价的呢？

反过来，你在看从其他医院介绍过来的患者病历中的内镜图片时，重点看什么地方呢？你是如何评价学会及研究会中的其他医院的内镜图片的呢？

我首先要看照片是不是清楚，我并不清楚这些同行的内镜水平（例如，进镜是不是让患者痛苦，是不是没有漏掉病变，是不是很好地发现小的肿瘤等），但是看到照片后，就可以在一定程度上推测其检查技术水平了。

如果不是很认真地进行检查，拍摄的照片必然是不清楚的。如果想发现小的病变，必须要将胃清洗干净，拍摄的图片才能漂亮。如果胃内黏液较多，一定要清洗到黏液都去掉为止。见图114.1。如果起雾出现散射，要吸出空气后再注气。不要在抖动下拍照或镜头模糊时拍照。

另外，为了获得确切的诊断，要拍摄具有诊断价值的照片。

NBI放大图片要拍摄有重点的、具有说服力的照片（图114.2）。

这些都要在平时的工作中做好，以免当你突然被上级医师指派"这次的会议要做个病例汇报"时，因为完全没有能够拿得手的清晰图片的病例而慌张。

注意避免在读片会（会被指派读片回答问题形式的会议）提出的病例被读片者说"这个NBI放大图片没有对上焦，不能读"。

如果注意到这些，你的内镜检查水平会显著提高。

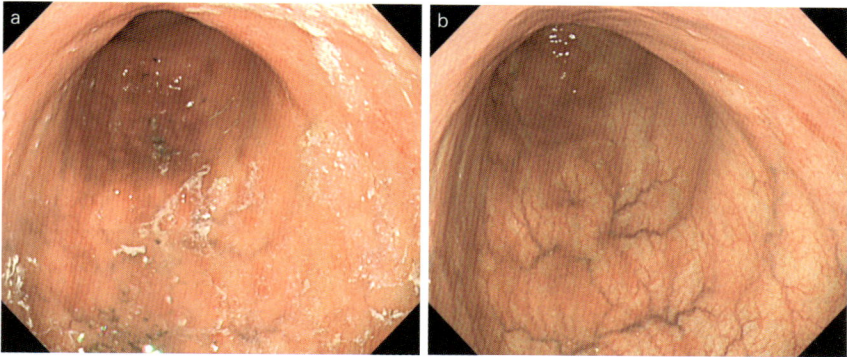

图 114.1　a. 清洗前上消化道内镜检查的图片，在这个状态下不可能发现微小病灶；b. 洗净后的图片，可拿出去让同行看的图片

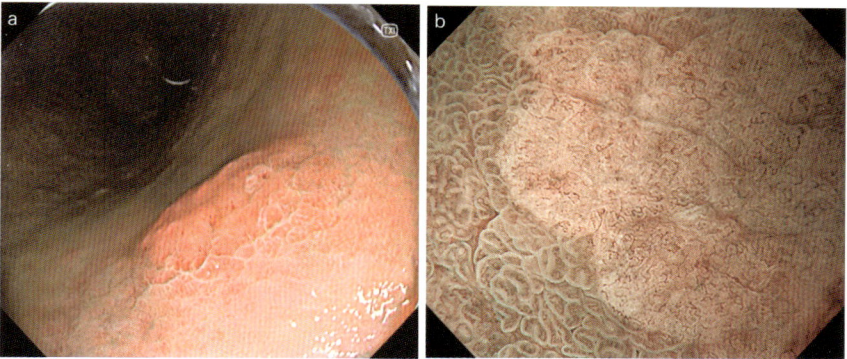

图 114.2　a. 早期胃癌的 TXI 图片，病变的形态被鲜明地显示出来；b. 早期胃癌的 NBI 放大图片，水下拍照，获得没有反光的清晰的图像

"传奇一代" 的简历

1991 年	大阪医科大学毕业，入职第二内科
2001 年	美国密歇根州韦恩州立大学
2003 年	大阪医科大学第二内科助手
2007 年	大阪医科大学第二内科讲师
2012 年	大阪医科大学第二内科准教授
2013 年	第一东和会医院副院长

我是如何成为 ESD 治疗医师的

Le

Legend
Tips

丰永高史（神户大学医学部附属医院　光学医疗诊疗部）

我的研究经历

在我从医学部毕业的年代，还没有初级研修系统，80% 的毕业生直接进入医院。在成为专业医师之前，曾入职岸和田德洲会医院进行轮转以获取医师资格。在外科和内科轮转各半年后，还要在其他科室轮转 3 年。在外科及妇产科的研修中，学习到了解剖及层次的重要性。尤其是阴式子宫切除术，我感受到即使是研修医师，如果搞清楚顺序及层次，应该是可以很好地完成这一手术的。还有一个经验是大标本的回收，至今对我也是有帮助的。在内科的研修中，不断有上、下消化道出血的患者，需要请上级医师进行急诊内镜治疗。在这里，我见到了印象深刻的并影响自己将来专业选择的场面。

保持内镜的姿势很重要

当时的内镜还是窥镜（即"内窥镜"），如果加上示教镜，就增加了发现病变的难度。开始的时候检查医师自己观察，边间断按压相机快门边认真地观察。因此，我只能一边看着患者的状态一边看检查医师做检查的样子。

保持内镜不动、右转、左转，看起来很忙碌，有时候还会转身，甚至到背对着患者的程度，但是拿着内镜的左手的轴一点都不能动，就像以支柱为中心跳舞一样，很帅气（图 115.1）！我当时的感觉就是像围着柱子转一样旋转内镜。在昏暗的内镜室中，可以看到发现目标后，上级医师的眼睛瞬间发光。当医师心情放松下来就会安上示教镜给我看病变。内镜像一个图腾一样，内镜看起来是那么迷人。但是我的手很小（手套 S/6~6.5），如果因为手小影响轴的稳定性，这个技能就不太可行，因此心中很不安。在给恩师做食管静脉曲张硬化治疗（EIS）时，老师说要心灵手巧，画面一点都不要动、穿刺时不要急躁、动作少但要快，高手的操作是流畅而没有多余的动作，不要急躁、但最终的动作是快的，等等。这也是我在研修时留在记忆中的场面之一。

看一点，做一点，教一点

因为对能用自己的手治愈患者感兴趣，我希望自己能做外科大夫，但是因为不能忍受看到外伤后患者的疼痛而放弃了。在各个科室

观察技巧 O_b

诊断技巧 D_i

治疗技巧 T_r

心态的培养 M_e

「传奇一代」的分享 L_e

轮转的过程中，我发现比起大范围的手术自己更喜欢微创手术。在轮转过程中经历的操作包括从气管插管、CV line·SG 导管插入，到心导管（CAG）、腹部 AG、IVR、超声引导下穿刺、胆胰诊疗等，虽然涉猎范围广泛，但操作细长的附件时的基本操作是相同的。同时，我也感受到自己对于 US、CT、内镜等决定治疗方针的图像诊断是有兴趣的。记得当时想的题目是 IVR 和软式内镜融合方面的内容。

"看一点，做一点，教一点"，这也是我在研修阶段一直铭记在脑海里的词汇。到了能教别人的水平才能说自己学到了什么，与其说能教，不如说能讲明白。为了给别人说明白，需要理解结构、原理。给别人讲明白，与其说是说给他人，不如说更多的是说给自己。

在我最终成为消化内科专科医师，可以一个人承担 On call 以后，我每天下午都是一边做 CS 一边钻进透视室里。德洲会还有很多偏远地区的离岛医院，支援他们的消化内科诊疗是重要的任务之一，我们在那里做的特殊检查或者治疗往往会成为当地的第一例。我们根据提供的信息推测当地的现状，准备器材并带到那里。一般会给当地医务人员讲操作顺序及如何开展工作，但仍需要根据情况随机应变地解释和发出指令，所以难度非常大，在客

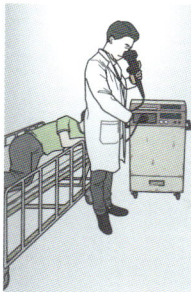

图 115.1　背对着患者观察的前辈

场能够完成操作需要具有相当的实力。因为是在新建的医院开设消化内科，我养成了从零开始的胆略，我想这方面的经验在后面开始 ESD 时发挥了重要的作用。另外，在德洲会，推崇努力工作至上，有时候如果有工作人员长期调离，业务量就会急剧增加，一般几年就会有一次这样的情况。在 2000 年秋，有同事带着下属调离，在当时这对我来讲是很残酷的事。3~4 天值班一次，其间每日 On call，预约的检查和治疗持续到夜里也干不完。患者一边开玩笑一边抱怨道"有必要从早晨就禁食吗……"，护士也会打电话来问"患者睡了，是要做到叫醒患者的时候吗？"每天的预约也是满满的，现在不做，那要什么时候做，这中间还会有急救车来院的请求，忙得简直要把最简单的事情都做错。有一天，我甚至要求他们停止消化急救 2 小时，觉得自己要被一口气烧光，也曾考虑过不当医师了，就在我想不干的时候，ESD 的黎明到来了……

"传奇一代"的简历

1989 年	爱媛大学医学部毕业
1989 年	岸和田德洲会医院
1997 年	岸和田德洲会医院内科医长
2001 年	大隅鹿屋医院
2002 年	正式开始应用 EMR 技术
2004 年	岸和田德洲会医院消化内科主任
2007 年	神户大学医学部附属医院光学医疗诊疗部部长、准教授

写给年轻的结肠镜医师

藤井隆广（藤井隆广诊所）

L e

Legend
Tips

观察技巧 O

诊断技巧 D

治疗技巧 T

心态的培养 M

“传奇一代”的分享 L

前言

我成为医师的起点是学习了病理，以及遇见了 2 位恩师。在学习病理的时候，我对胃癌的大体诊断兴趣满满，以发现早期胃癌为目标，去拜访了国立癌症研究中心内镜科的吉田茂昭先生。吉田先生不仅是一位不断提高自身医学能力的医师，更是一位以指导年轻医师为己任的医师，被称为吉田塾。在每周的内镜学习会，我们学习诊断学、交流研究心得，带着疑问自己解决问题等，这样的学习是作为一名内镜医师、作为一个人应该做的。其后在秋田红十字医院非常活跃的工藤进英那里学习结肠镜，在没有上下级关系、自由讨论结肠癌的良好氛围下，学习了很多，包括追求真理、毫不妥协等的精神。

我想给年轻医师们传递的信息是：会议是我们能遇见学问以外的自己理想的师长、伙伴的机会，可以在会议现场提出日常内镜检查中遇到的问题，不要忘记挑战精神，和更多医师加深交流，将讨论的结果应用到临床研究中。在本篇中给大家介绍基于这些经历提出的一些具体技术实例。

结肠镜的诊断、技术及附件的开发

①染色导管（non traumatic catheter，NT－catheter）。20 世纪 90 年代，在放大观察中，为了能直视病变、调整焦距，需要用活检钳之类的按压病变附近，但活检钳的前端有时候会损伤黏膜并引起出血，造成不能很好地观察病变部位的凹陷。因此，我委托奥林巴斯公司制作前端为球形同时还可以使结晶紫等染色液能滴下来喷洒的放大内镜附件，以预防损伤黏膜，取名为 non-traumatic catheter。

②水平褥式缝合术和“8”字环缝合术。过去，对于 LST 等大的病变是做分片切除，但穿孔及出血是大问题，如果有可以简便、迅速缝合的装置，就不会害怕并发症的风险，患者也会更积极地治疗，因此我们提出了水平褥式缝合术。这一缝合方法的缺点是需要双钳道内镜，用单钳道内镜是不能完成的，因此其后又提出用单钳道内镜就可以完成的“8”字环缝合术。

③结扎装置辅助内镜黏膜下切除术（endoscopic submucosal resection

with a ligation device，ESMR-L）。过去是用 EMR 方法切除直肠类癌，但是由于常常会造成断端阳性，需要深切。好发类癌的直肠和结肠不同，穿孔的风险低，因此提出了 ESMR-L 法。具体方法是采用住友公司的 EVL 套扎病变的根部，从套扎环下方切除病变，以求断端阴性。最近也会采用 ESD 方法切除，但该方法对于 10 mm 以下的直肠（Rb）类癌更加简便、有效。

④深部浸润的表现。2001 年，在工藤隐窝分型 "V" 型隐窝的基础上，提出外科手术适应证的 SM2 深部浸润癌的内镜下特点：pit 具有一定的 "范围"。

⑤圆环征。在 NBI 出现后，提出在 NBI 模式下从盲肠退镜有利于发现浅表型肿瘤，明确其中的 Ⅱc 病变在 NBI 下的特征性表面圆环征。

⑥ TSA 的松塔样表现（ⅣH，ⅢH 型 pit）。TSA 约有 60% 表现

为 Ⅰs+Ⅱa 样形态，Ⅰs 部分为松塔样，其放大观察下表现为锯齿状，称为 ⅣH 型 pit。Ⅱa 部分为增生性，在放大观察下呈与 Ⅱ型 pit 不同的 ⅢL 样管状 pit 伴有锯齿状表现（蕨类样表现），称为 ⅢH 型 pit。这个 ⅢH 型 pit 是和锯齿状腺瘤/息肉（SSA/P）特征性的 Ⅱ型开大 pit 不同的 pit，应引起人们的重视。

⑦点墨标记。先在黏膜下注射生理盐水形成黏膜隆起后，在隆起内注射极少量墨汁就可以做出明确的标记。

近年来，结肠镜检查随着器材的不断进步，从体检、诊断到治疗也随之发展，甚至使用放大内镜详细观察，也可以做出接近病理的诊断。

希望年轻医师们可以对照内镜图像和病理图像来学习放大内镜诊断学，掌握探究结肠癌疾病特征的技能，并投入到内镜检查中。

"传奇一代" 的简历

<table>
<tr><td>1983 年</td><td>金泽医科大学毕业，之后任第Ⅱ病理学教室助手</td></tr>
<tr><td>1986 年</td><td>国立癌症研究中心内镜科研修医师</td></tr>
<tr><td>1990 年</td><td>秋田红十字医院内科医师</td></tr>
<tr><td>1992 年</td><td>国立癌症研究中心东院内镜科消化科医师</td></tr>
<tr><td>1995 年</td><td>开始在英国 Leeds General Infirmary 进行内镜指导</td></tr>
<tr><td>1998 年</td><td>国立癌症研究中心中央医院内镜科医师</td></tr>
<tr><td>2001 年</td><td>国立癌症研究中心中央医院内镜科下消化道内镜医长</td></tr>
<tr><td>2003 年</td><td>藤井隆广诊所</td></tr>
</table>

反复尝试会与幸运相遇

藤城光弘（东京大学 消化内科）

Le
Legend
Tips

观察技巧 O.

诊断技巧 D.

治疗技巧 T.

心态的培养 M.

「传奇一代」的分享 L.

开始尝试

毕业后第 2 年，我所在的日立综合医院内科，研修医师被安排每周一单元的内镜轮转。当时的我连进镜都不会，因为感到羞愧，觉得对不起患者，每晚都会去内镜室，比较老师拍的照片和自己拍的照片，或者用纸杯当患者来练习内镜操作，自己偷偷练。经过 3 个月左右，好不容易听到患者说"今天的检查很轻松"。

享受尝试

进镜顺畅后，就开始研究异常表现，"找不同"是个很有趣的事情。想知道颜色变化、凹凸改变到底是什么，就会顺手取活检。"来看活检病理吗？"我被同时是病理医师和内镜医师的鸭志田敏郎邀请去病理科，也不知道从什么时候开始了写自己取的活检标本及手术标本的病理报告。还被喜欢结肠镜的堀田综一先生邀请做切除息肉的实体显微镜拍照。

不知不觉中，我注意到自己有将消化道，尤其是内镜作为自己的专业的想法。所幸，母校有与内镜开发、发展有着深厚渊源的三木一正先生带领的第一内科第 8 教研室，

受到具有住院医师经验的冈政志医师的强烈推荐，在毕业后第 3 年成为国立癌症研究中心的住院医师。

与 IT 型、前端型的幸运的相遇

国立癌症研究中心有很多世界级的名医及学者，是相关癌症研究者的向往之地。国立癌症研究中心对住院医师也很重视。当时内镜科正处在小野裕之先生、后藤田卓志先生主导的基于 IT 刀的 ESD 诞生之时，在那个时间段能直接在现场接受指导是极其幸运的事情。

在毕业后的第 6 年我完成了住院医师的培训，以大学院生的身份回到了医院。在国立癌症研究中心开发 ESD 技术的同期，东京大学的矢作直久医师也开始了使用细的圈套器前端进行 ESD 的探索，其后圈套器就发展成为 Flex 刀和 Dual 刀。

在开发 ESD 初期，经常使用"IT 型""前端型"等词，而且经常比较两者的不同。我在偶然间同时经历了 IT 型刀和前端型刀，感觉是被幸运之神眷顾了。

尝试做他人没有做过的事情

在高频电刀的开发进入白热化的时候，我开始思考如何在其他方

观察技巧 O。　诊断技巧 D，　治疗技巧 T，　心态的培养 M。

「传奇一代」的分享 L。

面展现出独特性。当时在国立癌症研究中心 ESD 的注射液为生理盐水，东京大学用的是 20% 葡萄糖。在其他医院也有使用高浓度盐水和甘油®、透明质酸溶液，但是都没有科学依据。因此，我们决定开发最好的注射液。

经过慎重的尝试，制订了局部注射液的评价指标，包括隆起保持能力、组织损伤程度、止血能力 3 个方面。使用高张液，隆起的保持、止血效果好，但对组织的损伤度高，作为局部注射液是不合适的。我们用迷你猪进行了研究，在对猪胃进行局部注射后，第 2 天再次行内镜检查时，我们吃惊地发现其他的高张液都造成了糜烂、溃疡，而物理渗透压比约为 7 倍的甘油®完全没有造成组织损伤，"这是一个很了不起的发现啊"，我自己开心得不得了。

一系列的研究提示用甘油果糖®稀释的高分子透明质酸是最好的注射液。当时也有人说"有关局部注射液的问题就问藤城"，我得到了很多人给的支持。

大概在 2009 年，针对逐渐增加的服用抗血栓药物的患者进行内镜检查时的对策还不明确。咨询各个医院，虽然大家觉得这是个问题，但是对策都各不相同。因此，在多家医院以及小野敏嗣先生为首的同仁们的帮助下，我们做了一系列相关研究。这一结果在以藤本一真先生为首的日本消化内镜学会的相关

医师们的协作及推动下，成了指南，最后变成"有关抗血栓药物的问题就问藤城"了。

拓展幸运

2015 年，在多方的帮助下成立了全国规模的组织——Future Initiative on Gastroenterology for Hidden Treasures（Fight）。经过 5 年的研究活动，结识了超过 100 名伙伴，在以 *Gastroenterology* 为首的数个主要期刊上发表了文章。

到目前，我一边不断尝试，一边坚持做下去。一路走来，被很多美好的相遇所引导。我要作为医师、学者、医学教育者不断努力，报答培养我的各位前辈，今后也要在支持年轻医师方面发挥作用。

年轻人，要和我们一起去尝试吗？

"传奇一代"的简历

1995 年	东京大学医学部毕业
1995 年	东京大学医学部附属医院内科研修医师
1996 年	日立制作所日立综合医院内科研修医师
1997 年	东京大学第一内科医师
1997 年	国立癌症研究中心中央医院消化内科医师
2000 年	东京大学消化内科医师
2004 年	东京大学大学院医学系博士毕业
2005 年	东京大学消化内科助手
2007 年	东京大学消化内科助理教授
2009 年	东京大学光学医疗诊疗部部长、准教授
2019 年	名古屋大学消化内科学教授
2021 年	东京大学消化内科学教授

失败是发明之母，困难是努力之父
——能通过导丝的乳头切开刀的开发

藤田直孝（宫城体检中心）

回顾 40 余年我的医师生涯，如果能有几件事情对别人有所帮助是一件快乐的事情。其中之一就是开发了能通过导丝的乳头切开刀。

在我开始进行 EST 的 1982 年，EST 称为 EPT（endoscopic papillotomy）。

当时使用的乳头切开刀是由单腔导管制作的，即导管的腔是形成切开刀身的通电导丝的通道，在导管的手柄部分有与高频电相连的装置（图 118.1）。因此，想用切开刀造影是很困难的。

因此，在行 EST 时，要先用造影导管进行选择性胆管造影，拔出导管后重新用乳头切开刀进行胆管造影。当时的十二指肠镜也不是现在的后方斜视镜，是侧视镜，前端硬性部也长，难以像现在这样做选择性插管。

很艰难地完成了胆管插管及造影，然后一边祈祷着"希望切开刀也能顺利地插管"一边拔出造影导管。大家应该很容易想到，乳头切开刀的胆管插管常常不顺利，甚至有因插管困难需要择期再行插管的病例。

我想一定要打破这样的局面，希望能够创造一旦胆管造影成功就能够完成 EST 的条件，因此提出了开发能通过导丝的乳头切开刀（图 118.2）。幸运的是在奥林巴斯公司的协助下完成了设计、制作，并如愿达到了能临床应用的程度，同时在学会杂志上发表了文章。那个时候的激动心情至今都难以忘记。

获得这样的成果正是因为有克服困难的决心，有用更安全的技术为患者提供治疗的愿望。因为在年轻时代具有强烈的好奇心，我还参加了广泛的临床工作，掌握了包括右心导管检查，脑、腹部血管造影等众多的技术，习惯了 Seldinger 法。但遗憾的是当时还没有撰写英文论文的习惯。

继开发了能通过导丝的乳头切开刀后，还开发了采用这种乳头切开刀的导丝介导的选择性插管 ERCP 技术。

希望有志向的医师们也要胸怀"努力减轻患者的负担，为患者提供更有效的诊疗"进行日常的诊疗工作。我相信带着问题进行诊疗，带着旺盛的好奇心投入到更广泛的诊疗领域，积极收集其他领域的信息并行动起来，就可以改变世界。

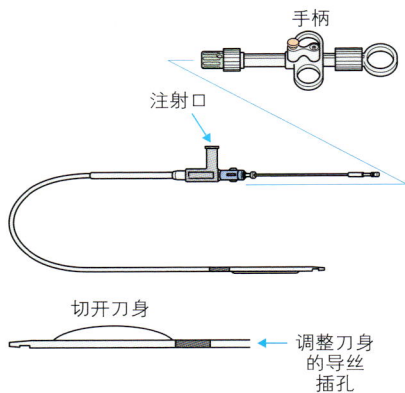

图 118.1　1980 年的 EST 刀（乳头切开刀）。单腔导管制成，内部插入调整刀身的导丝。（根据"奥林巴斯的乳头切开刀"的说明书部分修改后转载）

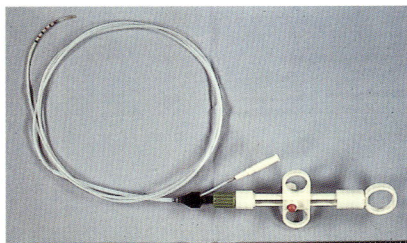

图 118.2　成为商品的能通过导丝的乳头切开刀

参考文献

[1] 藤田直孝，他. EST におけるチャンネル付パピロトームとその有用性. Gastroenterol Endosc 31：417-421, 1989

"传奇一代"的简历

1979 年	东北大学医学部毕业
1979 年	仙台市立医院内科
1981 年	仙台市医疗中心消化内科
2003 年	仙台市医疗中心副院长
2014 年	宫城体检中心副所长
2017 年	宫城体检中心所长
1994 年	日本消化内镜学会杂志编委
2009 年	日本消化内镜学会杂志编委会会长
2010 年	日本消化内镜学会理事
2014~2016 年	日本医师会理事

写给内镜与胆胰专科的年轻医师

真口宏介（手稻溪仁会医院教育研究中心 / 龟田综合医院消化内科）

Le

Legend
Tips

从"侧视内窥镜"开始的胆胰内镜基本操作

现在大家觉得使用前视式电子内镜进行上消化道内镜检查是理所应当的，但是在我成为医师的1983年并没有电子内镜，是窥视纤维镜。由于前视内镜亮度不够，难以远景观察，因此在上消化道内镜检查时使用的是粗一些的侧视纤维镜。

在窥镜的操作中，左手的动作不能太大，侧视镜要把目标放到12点方向，为此需要右手有意识地旋镜。需要左手保持在胸前，而右手旋镜将病变放在12点。

这些经验都和我以往的ERCP及EUS的基本操作方法有关。

治疗前做出更正确的诊断

胆胰内镜包括EUS和ERCP，这两者均在治疗领域引起关注。尤其治疗胆结石的微创取石，在黄疸、胆管炎或胰腺炎的胆胰管引流方面发挥作用，是一个非常耀眼的领域。但是，我还是想要自问自答一下：胆结石是不是被完全取出了？是否遗漏了同时存在的胆囊癌或者胰腺癌？是不是对于符合手术条件和适应证的胆管癌放置了不可取出的金属支架呢？这样的实例绝不少见。

培养胆胰专科医师

要培养更多的胆胰专科医师是我的目标，也是我的座右铭。我把"内镜"去掉，是因为在胆胰领域，除了内镜以外，还需要精通US、CT、MRI等低侵入性的图像诊断方法才能做到正确的早期诊断。当然，EUS和ERCP是继低侵入性检查后的重要的筛查及精密的诊断方法，需要掌握正确的操作技术及读片能力，还需要将切除病理与图像所见进行对比，努力提高自身诊断能力。这些绝不单单是看着耀眼的领域，在现阶段，胰胆管癌的早期诊断仍然是极其重要的，我们不能将不擅长诊断的胆胰内镜治疗医师称为胆胰专业医师。一定要在做出准确诊断的基础上进行内镜治疗。我希望能够培养更多的能够理解这些道理的胆胰专科医师。

你对自己的诊断有信心吗？

胆胰领域的诊断是困难的，做到全部诊断都正确更困难。正是因为如此，需要以更准确的诊断为目标，不断地努力。尤其是EUS和ERCP，需要更加强调对病变的扫查能力和读片能力。

举 2 个例子，是 EUS 下的胆囊所见（图 119.1）和 ERCP 下的胰管图像（图 119.2）。大家可以试着诊断一下，如果想知道答案，请和我（maguchi@tb3.so-net.ne.jp）联系。

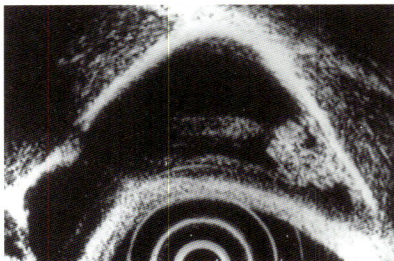

图 119.1　EUS 下的胆囊所见

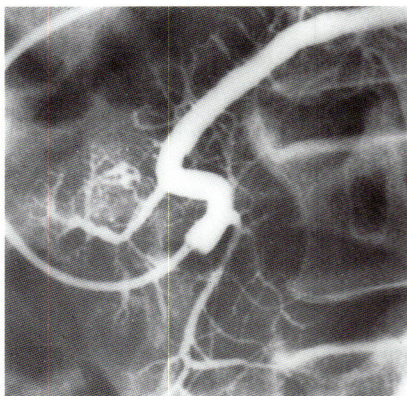

图 119.2　ERCP 下的胰管图像

"传奇一代"的简历

1983 年	旭川医科大学第三内科
1985 年	旭川厚生医院消化科
1990 年	旭川医科大学第三内科医师
1995 年	札幌厚生医院消化科医长
1997 年	手稻溪仁会医院消化病中心主任
2018 年	手稻溪仁会医院教育研究中心顾问／龟田综合医院消化内科

临床问题的重要性

道田知树（大阪国际癌症中心 消化内科）

L e

Legend
Tips

观察技巧 O.

诊断技巧 D.

治疗技巧 T.

心态的培养 M.

「传奇一代」的分享 L.

　　由于在国立大阪医院（现国立医院机构大阪医疗中心）工作，我从 1996 年开始参加了国立癌症研究中心癌症研究班的早期胃癌内镜治疗的适应证扩大研究小组。在 1999 年，研究班成员中的来自国立癌症研究中心中央医院的医师们使用他们开发的 IT 刀做了 EMR（后命名为 ESD），受到当时班长田尻久雄先生（现就职于东京慈惠医科大学前端内镜治疗研究教研室）的推荐进行了 ESD。

　　但是，这一技术的穿孔及出血发生率非常高，感觉在一般的医院开展这一技术的风险过高，因此大家又在犹豫。

　　次年，有学者报道了 70 多例术中穿孔经保守治疗成功，几乎没有急诊手术的病例。听到小野裕之先生（现就职于静冈癌症中心内镜科）充满勇气的讲座，我们最终决定开始 ESD。

　　但是，当时 IT 刀并没有纳入保险，有使用 IT 刀的患者因出血而急诊手术治疗的报道，因此，生产厂家不能无条件提供样品，需要有在国立癌症研究中心中央医院学习

ESD 技术的经历才能提供 IT 刀。在这期间，小野医师和后藤田卓志医师（现就职于日本大学医院消化内科）给了我很多的帮助。

　　2000 年，后藤田医师在 *Gastric Cancer* 上发表了有关早期胃癌几乎没有淋巴结转移的条件的论文，在 2001 年发表的修订版胃癌治疗指南中也记载了基于这篇论文的内镜治疗适应证扩大的内容作为研究型医疗的妥当性，同年通过了国立大阪医院的伦理委员会批准，实施了大阪第一例 ESD。在这样的技术及理论背景下，ESD 逐渐被推广起来。但是，如果引起严重的并发症，不仅是 IT 刀的保险认可，就连 ESD 技术自身的普及也会受到影响。因此，以国立癌症研究中心中央医院为中心，在日本全国范围内组织了消化内镜治疗研究会，共享信息并谨慎地开展技术。随着高频电装置的进步、透明帽及止血钳的开发，ESD 作为一种术式，其安全性逐渐稳定下来。

　　在日本关西地区，我在 2002 年的大阪胃研究会上发表了有关基于 ESD 切除标本可以进行详细的术后诊断的报告，随后被外科泰斗医师

批评为"这样的东西不是诊断学"。但是，我也结识了对于 EMR 治疗早期胃癌的局限性具有研究热情的医师并成为知己。听说我们良好的治疗效果后，第一位前来参观的是丰永高史医师（现就职于神户大学消化内科），他当时一直在研究有关分片切除的技术。第二位是上堂文也医师（现就职于大阪国际癌症中心消化内科），这两位医师当时都是精通 EMR 技术的。带着同样的志向，梅垣英次生（现就职于川崎医科大学食管胃肠内科）、町田浩久、森田圭纪（现就职于神户大学医学部附属医院国际癌症医疗研究中心消化内科）等医师加盟，我们一起在近畿地区发起了作为共享 ESD 信息的近畿内镜治疗研究会、现场演示研讨会及国际手把手研讨会，一直开办至今。

我从这件事情中感受到的是，需要在日常的诊疗中对临床充满热情，从患者的需求出发提出临床问题，注意到现阶段治疗中的问题，探索更好的治疗方法，迅速捕捉新的信息，用坚定的决心克服掌握高难度技术的难点等。

针对临床问题的思考与研究质量，我在 IRB 许可下以前瞻性研究为起点进行 ESD，在数年后发表长期治疗效果时，得到在国际学会进行口头发言的机会并获奖，研究结果也在英文杂志上发表。

我认为大家也不要盲目遵从看起来很方便的指南，一定要不断阅读、理解形成指南的参考文献，然后提出问题，带着与患者幸福相关的临床问题寻找新的证据，编写更好的指南。

另外，就像本书众多的作者一样，要联合志同道合的伙伴，共同维护联系大家的纽带（共同的志向），创造越来越辉煌的毕生事业。

"传奇一代"的简历

1986 年	大阪大学医学部毕业
1986 年	大阪大学医学部附属医院第一内科研修医师
1987 年	东大阪中央医院内科医师
1989 年	国立大阪医院消化科医师
1990 年	大阪大学医学部附属医院第一内科研究生
1994 年	国立医院机构大阪医疗中心消化科医师
2006 年	大阪厚生年金医院内科内镜中心主任
2014 年	帝京大学千叶综合医疗中心第三内科消化学教授
2018 年	埼玉医科大学综合医疗中心消化科、肝脏内科教授
2020 年	大阪国际癌症中心消化内科主任部长

治疗内镜的发展

光永笃（日野原纪念诊所）

Le

Legend
Tips

观察技巧 O

诊断技巧 D

治疗技巧 T

心态的培养 M

「传奇一代」的分享 L

EMR 的诞生

我完成内镜医师的初级研修是在 1984 年。当时的内镜治疗主要用于止血及息肉切除术。为了获取更大的活检标本开发了剥脱活检，后来其发展为 EMR。EMR 是针对早期消化道癌的明确的治疗方法，但是当时对于癌的内镜治疗有很大的阻力，尤其是外科医师担心圈套癌组织时会引起远处转移，因此有很多争议。

内镜治疗的开端

EMR 技术的开发，克服了癌变的息肉只能采用息肉切除等技术治疗的限制，使早期胃癌可以采用内镜切除，那时候最大的问题是对切除断端的评价。由于通过 EMR 可切除病变的大小有限，为了判断是否为治愈性切除，必须要确认切除断端是否为阴性。当时在会议上大家在争论断端与癌组织之间有多少正常组织就可以认为是治愈性切除，有人认为必须有 7 个以上的腺管，也有人认为只要 3 个腺管就可以了。在这样的环境下，病理评价就显得很重要，因此内镜医师和病理医师之间的联系变得更加紧密。内镜治

疗的拓展，也使内镜医师更重视发现可以通过 EMR 根治的"小"癌，当时刚刚开发的放大内镜也应用于发现胃癌。我们把长径小于 1 cm 的早期胃癌称为小胃癌，通过放大内镜观察黏膜形态，我们可以用肉眼诊断小于 5 mm 的微小胃癌及小于 2 mm 的超微小胃癌，并在会议上进行报道。另外还提出对于有可能是"一钳癌"的微小病变不建议活检而直接采用 EMR 进行诊断性治疗。

内镜从形态学走向黏膜学

放大内镜观察还用于癌变边界的判断中，提出了边界线（demarcation line）这一概念。通过对病变部位的腺管结构及微血管的形态的观察，在一定程度上可以诊断癌组织的浸润深度。在这一过程中，内镜也完成了从形态学到黏膜学的转换。内镜可以治疗早期癌，由于内镜医师可以完成消化道癌的诊断到治疗的全过程，因此对于内镜医师利好的时代已经到来。

内镜治疗技术的发展与附件的发展是同步的

内镜治疗的发展离不开内镜附件的进步。目前，在 ESD 中使用的附件有多种多样，而且仍在不断改

良。在 EMR 刚开始时，为了防止严重并发症之一的穿孔，开发了双极圈套器，我也参与了这一附件的开发。在最初试做的圈套器的前端是有绝缘体的，在套扎病变切除的最后阶段，由于绝缘体的存在使切除组织热变性不全，导致了无数次大出血。后来将绝缘体移到圈套器的根部，就降低了出血风险，成为现在的双极圈套器。

从 EMR 到 ESD

采用 EMR 技术开始内镜治疗后，我们内镜医师就开始思考要通过内镜治疗没有淋巴结转移风险的更大的早期胃癌，以提高患者的生活质量。开始是采用分片切除的方式，但是由于难以评价切除标本的断端情况，不能判断是否完全切除。因此，需要新的思路和工具，以便能够一次完整切除大的病变。那时候我们曾经尝试使用针状刀，但是由于发生穿孔的风险高，不能作为成熟的治疗技术。

IT 刀就是在这样的阶段出现的。由于 IT 刀是在针状刀的前端加上了绝缘头，但对在双极圈套器的开发中有过痛苦经历的我来说，开始的时候担心这个刀是否能够切除病变。然而，正是由于这个刀的出现，使内镜切除技术从 EMR 一下子转换成为 ESD。

从 ESD 技术应用于内镜治疗以来，日本就涌现出许多致力内镜治疗的医师，他们带着自己独自开发的附件投入到内镜治疗中，出现了众多的内镜治疗的泰斗级人物。

内镜治疗的发展

这次在这里给大家介绍的仅仅是我内镜生涯中很少的一部分，内镜治疗对于内镜学的进步所产生的重大影响是毋庸置疑的，我认为"内镜治疗的进步就是消化内镜学的进步"这样说一点都不过分。对于我，亲身经历从内镜的起步阶段到现在的进步过程，这是非常珍贵的经验。现在，期待 AI 能够很好地应用于内镜领域，使内镜学迈向一个新的时代。

"传奇一代"的简历

1981 年	北海道大学医学部毕业
1981 年	东京女子医科大学消化内科
1995 年	东京女子医科大学消化内镜科讲师
2006 年	东京女子医科大学助理教授
2011 年	东京女子医科大学八千代医疗中心内镜科教授
2018 年	日野原纪念诊所消化内科医师（副所长）

要想长成参天大树……

本村廉明（东京 bay・浦安市川医疗中心 消化内科）

读了《消化内镜应用提升技巧：教科书中没有讲到的观察、诊断和治疗要点》中的很多技巧后，又看了预计在本书中介绍的内容，发现原来有很多技巧不仅是自己也在那么做，还有很多让我觉得"啊，的确如此！"的对我很有启发的技巧，说实话，我还真的想不出更多的可以介绍给大家的技巧。因此，我想在这里给大家展示一下我在日常工作中关心的一些问题。如果和其他医师写的有重复，请大家谅解。

年初的时候，我要求我们科室的年轻医师要以安全、无痛苦，且高质量的内镜诊疗为目标。

为了这一目标，我本人在日常诊疗中关注以下的事情。

① 右手的感觉

在胃镜、结肠镜、ERCP、EUS等的操作中，我会重视右手的感觉。例如，在胃镜通过咽部时，微调镜角和内镜轴，内镜就会顺畅地进入食管，但此时侧视镜不能在直视下进镜，因此靠右手的感觉来判断是否插入食管。

我想这可能是大家都在做的事情。在我开始学习内镜的时候使用的不是电子内镜，而是内窥镜，因此当时镜子通过咽部时是盲插，大家都是凭着手的感觉进镜。电子内镜增加了可视性，同时减少了我们对感觉的依赖。

在进入十二指肠球部时，一般是在一定程度上拉伸胃大弯进镜，此时通过调整胃的轴来尽量减少抵抗是重要的，这样会减少患者的痛苦，预防不必要的黏膜损伤。这在ERCP 和 EUS 时也是特别重要的。在到达胃角以前沿着小弯进镜，其后很好地利用上下钮通过幽门，这是尊敬的真口宏介医师教授给我的。

结肠镜解袢时的感觉、乙状结肠被拉伸的瞬间的感觉、内镜结袢后的镜身抵抗力等，在内镜操作过程中我都是有意识地关注这些感觉。

② 空气量

在胃镜观察时，空气量是非常重要的，必须将胃大弯的皱襞充分伸展，观察皱襞之间的情况，但是打入太多的空气直到皱襞完全消失也不好。无论是对胃窦的观察还是对十二指肠的观察，要关注整体的空气量，避免过度注气，这与预防并发症有关。在行 ERCP 时也是一样的，如果胃内完全打满气，往往不能拍到清晰的图片，还有很高的造成Mallory-Weiss等的风险。

在结肠镜进镜时也一样，少注气大家都是知道的。但是，偶尔也会看到有些年轻医师在无意中打气，就联想到也许自己也是这样的。因此，在进镜时，我们常常有意识地适当地吸气。无论是胃镜还是结肠镜，调整空气量的重要性是毋庸置疑的，因此我会细微地调整空气量，以便观察病变的变形性及伸展性。

③ 珍惜每一位患者

在包括胃镜、肠镜、EUS、ERCP等所有的内镜技术中，要有意识地以超越上次内镜操作为目标。我认为理想的内镜操作是没有多余的动作，行云流水般地进行必要的处置，而且无论是否镇静都不会给患者带来痛苦。即使检查例数在不断增加，我们仍要时常保持上进心。推荐经常将自己的检查及处置过程的录像拿出来回看。我想有很多的医师会将内镜治疗的过程录像，但是对于常规检查，可能由于例数较多而不太会录像。有时候可能会觉得自己做得很好，但录像后重新回看时，一定会发现一些缺点、一些当时没有做到的遗憾。

在我院，为了防止漏诊及提高诊断能力，会组织复盘当日内镜检查及处置的内镜图片会。给全员看自己拍摄的照片时，比较自己和其他人拍的照片，尤其是上级医师拍的照片，这些事对于技术的提升是很有帮助的。这样做在内镜病例多的中心及一个人的诊所是困难的，但是可以请别人确认或者看别人的检查。

另外，内镜治疗是进镜及操作达到一定水平后才能进行的，观察、诊断的重要性是不言而喻的。重视每一位患者，通过对于观察方法的反省，通过将异常所见与病理进行对比等来提高诊断能力，也会有助于会议发表及论文写作。这些都是以技术高超的内镜医师为目标所必需的努力。

写到这里才想起来，我写的都是最基本的内容，掌握像本书介绍的技巧当然是很重要的，但是，我想在最后强调一下这些技巧也全部是在有了内镜基础技能以后的事情。要打牢基础，才能长成参天大树。

"传奇一代"的简历

1991 年	九州大学医学部毕业
1995 年	九州大学医学部第三内科
1998 年	九州大学医学部附属医院
2002 年	九州大学学生防御医学研究所临床遗传学部门助理
2005 年	McMaster 大学消化内科
2016 年	麻生饭冢医院消化内科诊疗部部长 东京 bay·浦安市川医疗中心消化内科主任

将从 EUS/FNA 学到的全部记录下来!

山雄健次（成田纪念医院　消化内科）

Le Legend Tips

我从 40 岁开始进行 EUS/FNA（EUS 和 EUS-FNA）至今近 30 年，我边讲故事边给大家讲讲我的心里话及我自造的词语（自造语）（图 123.1）。

1. 写给年轻医师

在我从癌症中心退休之前，在日本全国 47 个都道府县进行了以 EUS-FNA 为主题的巡回演讲。

每次在演讲最后都赠给年轻医师 2 句话。

①百闻不如一见（seeing is believing）；②实践创造完美（practice makes perfect）。

学习，不单要从课本及教科书学习，还要亲眼看匠人的技术（被感动），然后自己思考、琢磨，将其变成自己的东西，我鼓励这种获得技术的方式。

"偶然是对有准备的人出手相助"这是我从提出 IPMN 这一疾病概念等具有众多成果的高木国夫医师那里学到的话，"多看外科医师手术"是从从事病理诊断的小冢贞雄医师、渡边英伸医师、柳泽昭夫医师那里学到的，"重视每一例患者"是从山襄医师、竹原靖明医师那里学到的，外科医师对我也很友善。

正是由于有这样的经验及基础，我才开始了胰腺癌的 FNA 而不是当时流行的 SMT。作为研究者，要在日常工作中做好准备，不错过难得的出现在眼前的机会。这样，就可以发现适合自己的好的研究课题，并最后取得成果。

一出海远洋，船底就沾满牡蛎壳，船脚就重重地掉下来。人类也是一样的，将和经验一样多的牡蛎壳戴在脑袋上，就容易形成固定的概念。——司马辽太郎《坂上之云》

这也是得之于高木国夫医师的话。倾听泰斗及前辈的意见是重要的，但是对于创新研究及内镜技术的开发，更重要的是要打破自己头脑中的"既成概念"。

"从异端到先端"是某位肝胆胰外科医师教给我的也是我非常欣赏的一句话，甚至想作为我主办的胰腺学会的主题，但是由于一些原因取消了这个想法。在 EUS-FNA 被认为是异端的 20 世纪 90 年代，我将这句话藏在心中，努力普及这一技术。EUS-FNA 是从消化诊疗的异端走向先端，进一步成为标准（技术）。

"不能选择上司，但是可以选择恩师。"这是根据我的自身体验创造的一句话，也是在主持会议时送给特别演讲者系井隆夫医师的话。我由于庇护部下，差点被爱知县癌症中心辞退。那时候想起恩师，决定坚持下来。请在全国、全世界寻找适合自己学习的地方及恩师（我的老师是美国南卡罗来纳医科大学的 Cotton 医师和 Rob）。

2. 为了 EUS 变得更好

"克服胰腺癌——攻占 EUS '黑暗的大陆'"是我自造的话，这也是我在第 46 次日本胰腺学会演讲时的题目。顺便说一下，这次的演讲结束后得到了起立鼓掌。EUS-FNA 现在是消化诊疗不可或缺的技术，我希望有心的大家不会想成为单纯的"穿刺师""治疗师"。这一技术记载成 EUS/FNA，是因为线阵式超声内镜同时可以做 EUS 和 FNA，因此超声内镜也可以作为图像诊断的工具为大家使用。

"不知道下一秒会发生什么，但前方 1 cm 是胰腺。"是我自造的话，其中"不知道下一秒会发生什么"是永田町世界的故事，如果有胃及十二指肠 EUS 观察，在前方 1 cm 处可以清晰地观察到胰腺。即使是 5 mm 的胰腺癌 EUS 也可以观察到并穿刺。掌握 EUS-FNA 技术就可以开展目前最先进的诊断和治疗。

"Door-knocking method"也是我自造的词，这是 EUS-FNA 穿刺的技术之一，当时叫 knocking the door method，后来改名了。用英文起名的时候，最初提出的人的建议很重要。

3. 为了成为良师

以财遗后为下，以业遗后为中，以人才遗后为上。——后藤新平

这是野村克也教练喜欢的话，他为棒球界输送了很多优秀的选手和教练。我也幸运地为日本甚至世界输送了很多可以进行 EUS-FNA 的后辈。

稻穗越成熟越低头

世界上或者内镜领域有 2 种达人或者名人，"癫蛤蟆"和"稻穗"。"伟大"大家都是知道的，没有必要做出那么伟大的样子，不是吗？站在台上的人一定要时常告诫自己不要成为"穿新衣的国王"。

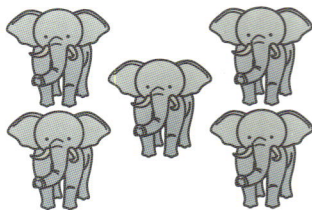

图 123.1　象语（自造语）